DOCTEUR HECTOR GRASSET
LICENCIÉ ÈS-SCIENCES PHYSIQUES

INTRODUCTION

A

L'HISTOIRE

DE LA

MÉDECINE

II

L'Anatomie en Général

IMPRIMERIE ZOLLER Fils & Cie
Gde 81, Rue Saint-Sever, ROUEN

DOCTEUR HECTOR GRASSET

LICENCIÉ ÈS-SCIENCES PHYSIQUES

INTRODUCTION
A
L'HISTOIRE
DE LA
MÉDECINE

II

De l'Anatomie en Général

IMPRIMERIE ZOLLER FILS & Cⁱᵉ
82 & 84, RUE SAINT-SEVER — ROUEN

Docteur Hector GRASSET

Licencié ès-Sciences Physiques

INTRODUCTION A L'HISTOIRE
DE LA
MÉDECINE

II.

De l'Anatomie en Général

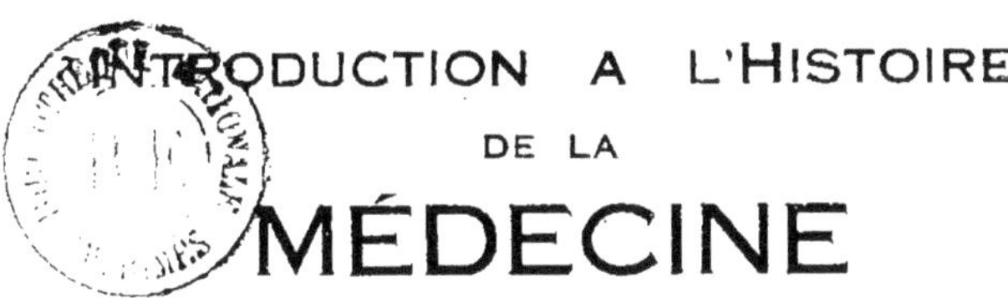

Les progrès de l'Anatomie ont toujours été suivis de résultats dans les études médicales et dans l'art lui-même, aussi est-il intéressant et instructif d'étudier l'Évolution de la science anatomique.

Ἡ ἀνατομική, ou ἀνατομή (sous-entendu τέχνη) la science de l'anatomie, nommée anatomica (Macr) ou anatomia, chez les Latins, plus tard, au Moyen-Age, devient anathomia, puis la nothomie (1493), notomie (1565). C'est la science de la section ou dissection ou incision ἐντομή, ἀνατομή. Ἀνατέμνω signifiait fendre, ouvrir ou disséquer un cadavre. Galien avait donné le titre de ἐγχειρήσεις à un ouvrage de dissection ; chez les Arabes, les livres d'anatomie de Rhazès et Avicenne étaient nommés taschrih.

Le terme ἀνατομικός s'appliquait à ce qui était relatif aux dissections, ou bien désignait celui qui était habile à disséquer, l'anatomiste, nommé par les Romains, anatomicus (Macr) ou medicus anatomicus (Ay) prosector (Tertul.), car prosecare (Suet) signifiait aussi disséquer, de même que incidere (Cels).

Les médecins eurent recours à la dissection, medici corpora aperuerunt (Cic.) pour connaître l'anatomie, descriptio partium corporis, la mécanique du corps fabrica membrorum (Cic), la structure, fabrica corpusculi (Prud), la conformatio corporis aut membrorum, la compositio corporis, ou bien humanae naturae figura, etc. Pour disséquer on disait aussi, rescindere (Sen) persecare rudare articulum (Cels) aut cadaverum artus. La dissection était la laceratio mortuorum (Cel; Sen.), la lancinatio (Cels) coupure à la lancette, l'ouverture au scalpel, fissiculatio, l'exsectio (Tertul), l'incisio (Isid.), l'elimatio carnis (C. Aur), la dissection humaine, andranatome, androtome (M. A. Sever).

Les anciens faisaient plutôt de la zootomia, dissection des animaux, que de l'androtomia ou anthropotomia; cependant l'examen des blessés était quelquefois une vivisection qui apprenait certains faits. On faisait aussi des autopsies, car un passage d'Hérodote nous dit: Lorsque l'enfant fut tombé, il ordonna qu'on l'ouvrit et qu'on examinât la blessure. Peut-être, malgré le respect pour les morts, y avait-il tout de même un trafic, puisque nous trouvons en grec l'expression νεκροπέρνας, qui vend des cadavres.

Plus tard, à Alexandrie, il y eut des vivisections, Celse nous apprenant que Hérophile et Erasistrate ne craignaient pas de, incidere vivos homines. C'est une exception, Galien nous dit, qu'en outre de la zootomie, on s'instruisait par hasard sur des cadavres abandonnés, ou avec les restes des tombeaux bouleversés par les éléments. Les salles de dissection, laniola, lanenia, étaient rares; on n'y voyait pas de cadavres ouverts, insecta corpora (Gell) si ce n'étaient ceux des animaux, sur lesquels on faisait aussi de la vivisection, comme Galien.

Au Moyen-Age, l'anatomiste (anatomique: Paré), s'occupe de deartuer (disséquer) pour faire la notomie du cadavre; mais il ne faut pas oublier qu'à l'époque, une anatomie représente aussi un squelette.

Pour l'enseignement, les anciens recouraient déjà aux mannequins aux esquisses anatomiques du corps humain, κάναβος chez les Grecs, pila, simulacrum, chez les Romains. L'ostéologie bien qu'imparfaite était la plus avancée, on trouvait le squelette desséché σκελετός, sceletus (Apul), ossea larva, devenu sceletos, esquelet, skelette, eschaffo (m-â)

L'indispensable en anatomie, c'est d'avoir la matière à disséquer c'est-à-dire le cadavre, νεκρός, de préférence humain ἄνθρωπον νεκρός, le corps déjà raidi par la mort, σῶμα ἤδη νενεκρωμένον, l'inane corpus, le cadaver des latins, le charevoste du vieux français. Ce corps mort, le τεθνηῶς νέκυς, ou μόρος, morticinium (Hier), c'est le πτῶμα, peut-être aussi le cadavre mort de violence φόνος; mais le σῶμα doit être en bon état, non en mortification νέκρωσις; il ne doit pas tomber en putréfaction, liquescere, ou être en bouillie, maceratus, cas qui n'arrêtait pas les anatomistes du moyen-âge, comme nous le verrons.

Les instruments qui servaient, étaient à peu près ceux de la chirurgie: 1: le scalpel τομεῖον, scalper (Cels), scalprum (Hor), scalpellum, scalpelle (1554), scapelle (1602); 2: le bistouri κοπίον, κολισχος, corvus (corbeau) de Celse, le ancistrum (C. aur) qui pour Isidore était le crochet pour séparer les chairs, l'érigne, qui aidait l'écarteur des chairs, διαστολεύς; 3º la lancette, σχαστήριον, medicinale scalprum (Scrib), lanceola, flamma, amphismela; 4º le rasoir, ξυρόν, rasor, instrument favori des dissecteurs du moyen-âge; 5º l'érigne proprement dite, hameçon, hamulus, hamus; 6º les ciseaux ψαλίς, forfex, forficula; 7º enfin le dilatateur ou sonde διόπρα, specillum, etc.

Voyons maintenant dans quelles conditions les anciens se renseignèrent sur l'anatomie humaine. Dès la haute antiquité, ce fut la zootomie pratique des bouchers et sacrificateurs qui put donner une légère idée, par comparaison, de la constitution anatomique, vu que chez tous les peuples, le cadavre de l'homme était particulièrement respecté et protégé contre toute profanation, par les lois. Les premiers médecins grecs ne possédaient même pas de squelettes complets, ils n'avaient que des ossements séparés; la science était donc bien rudimentaire et la physiologie toute spéculative. Cependant c'est en Grèce où se forma la première véritable médecine, que naquit aussi l'anatomie, à force d'observations, car bien que Galien nous raconte que les Asclépiades faisaient jouer leurs enfants avec des os, et pratiquaient la zootomie, celle-ci ne fit guère de progrès qu'avec Aristote et ses successeurs.

Voici ce que nous dit Celse, sur la manière d'obtenir les connaissances nécessaires: « S'il est quelques parties que l'on puisse considérer au dedans du corps pendant que l'homme respire encore, le hasard fournira assez d'occasions aux médecins de le voir. N'arrive-t-il pas tous les jours qu'un gladiateur dans l'arène, un soldat dans une bataille, un voyageur dans une rencontre de voleurs, sont blessés de manière que dans celui-ci, telle partie intérieure a été mise à découvert, et dans celui-là, telle autre ? Un médecin habile peut donc sans donner la mort, mais en travaillant à rétablir la santé, s'instruire du siège, de la position, de l'arrangement, de la figure, et des autres qualités des parties intérieures. La compassion lui apprend ce que les autres ne peuvent connaître que par une horrible cruauté (ceci contre la vivisection des Alexandrins). Si l'on pèse bien ces raisons, on verra que la dissection des cadavres, qui à la vérité n'a rien de cruel, mais qui répugne toujours à la nature, n'est pas même nécessaire, puisque les parties pour la plupart sont très-différentes après la mort, de ce qu'elles étaient pendant la vie. (lib. 1). »

D'après les dires de Galien, Clément d'Alexandrie, Diogène de Laerce, ce furent les philosophes qui les premiers firent des dissections animales, tels Alcméon de Crotone, Empédocle, Épicharme, Anaxagore, Philistion, Diogène d'Apollinie. L'histoire rapporte que Démocrite d'Abdère, l'un des plus illustres savants de l'Antiquité, consacra de longues heures à ces travaux de recherches et que ses contemporains l'accusèrent d'habiter les tombeaux et d'être tombé en folie. Le grand Hippocrate (460-370 av. J.C) envoyé pour le soigner, le trouva à la besogne et revint apporter un haut témoignage de science et de sagesse. Malgré cette accusation, il est évident que Démocrite, comme les autres philosophes, ne disséqua que des animaux. D'ailleurs la science anatomique est bien restreinte en les livres hippocratiques, et pleine d'erreurs.

Proxagoras de Cos, le dernier des Asclépiades, et Platon, n'avancèrent pas beaucoup la science ; ce n'est qu'avec Aristote, le philosophe de Stagyre (384-332 av. J.C) que les premiers véritables progrès s'affirment et que naît l'anatomie comparée.

Mais vers 280 av. J.C., l'École d'Alexandrie qui avait été fondée et développée par les Ptolémées, donna l'essor à deux célèbres anatomistes et chirurgiens, Hérophile et Érasistrate. D'après Celse et Tertullien, ils auraient vivisecté des criminels que leur livraient les rois égyptiens, et Tertullien parle en ces termes d'Hérophile : « Ce bourreau qui a disséqué un nombre infini d'hommes pour sonder la nature, qui a haï l'homme pour le connaître, n'en a peut-être pas mieux pénétré pour cela l'intérieur ; la mort apportant un grand changement à toutes les parties qui ne doivent plus être les mêmes lorsqu'elles n'ont plus de vie ; particulièrement ne s'agissant pas ici d'une mort simple, mais d'une mort procurée par les divers tourments auxquels la recherche exacte de l'anatomiste a exposé des malheureux. » Ce n'est que quand nous étudierons les organes, que nous indiquerons la part qui revient à chacun d'eux dans les découvertes.

L'École d'Alexandrie, envahie par la dialectique, abandonna vite le positivisme, et après un vif éclat, survint une éclipse. Cependant dans les travaux des deux Éphésiens, Soranus le méthodiste et Rufus, nous avons des indications anatomiques qui durent être puisées dans l'examen des cadavres humains ; ce dernier avait cherché à établir une nomenclature anatomique, car les divers auteurs confondaient les noms de parties dissemblables.

D'après Galien, Marinus aurait restauré à nouveau l'anatomie, mais ses travaux n'ont pas été conservés. Arétée de Cappadoce (1er s. av. J.C) décrit assez bien les organes, et le latin Celse, nous donne une idée des connaissances anatomiques de l'époque. Il faut aussi citer l'iatrosophiste Cassius (2ᵉ s. av. J.C.) qui signala le premier la cause des paralysies croisées.

Le grec Galien, natif de Pergame (128-198 ap. J.C.) dissèque et expérimente sur les animaux, et son influence fut telle qu'elle put régner sur ces matières jusqu'au XVIᵉ siècle. Il avait composé un traité des administrations anatomiques, divisé en deux partie, une chirurgicale traitant des régions externes, et une d'anatomie philosophique médicale, traitant des parties internes ; il ne nous en est parvenu que des portions.

Les compilateurs, Némésius (IIᵉ s), Oribase (IVᵉ s), Aëtius (VIᵉ s), Théophile dit Philarète et Paul d'Égine (VIIᵉ s) ont peu ajouté à leurs prédécesseurs, si ce n'est quelquefois un peu plus de précision dans les descriptions. Procope narrant la peste de Constantinople (542), dit que certains médecins prirent le parti de disséquer des cadavres pesteux pour y découvrir la cause du mal, mais en vain.

Les Arabes ne disséquèrent pas de cadavres humains, arrêtés aussi par les préjugés religieux ; à part quelques bribes, Mesué l'Ancien (IXᵉ s), Rhazès (Xᵉ s), Avicenne (XIᵉ s) n'avancent pas la science ; si l'on apprend l'anatomie à Salerne, avec Cophon, c'est sur le cochon.

Au XIVᵉ siècle, la dissection humaine commence à être effectuée, mais comme rareté. Mondini de Luzzi, en 1305, à Milan, dissèque un cadavre de femme ; devenu professeur à Padoue, il en dissèque publiquement deux, en 1315. mais l'anatomie même élémentaire de Mondinus, bien que rectifiant quelques erreurs de Galien, fut encore subjuguée pour l'étude par les ouvrages de Galien, plus ou moins altérés par les Arabes. Ceux qui exerçaient la médecine en France, étaient pour la plupart des ecclésiastiques qui regardaient l'anatomie comme un art abject et peu convenable à la dignité de leur caractère ; ils en abandonnaient l'exercice à des laïques, aux chirurgiens et aux barbiers ; la superstition faisait des efforts pour en arrêter les progrès.

En 1376, le Pape accorda la permission de disséquer des humains à Montpellier, et ce furent des médecins juifs qui obtinrent un cadavre de criminel ; de même en 1377 ; l'autorisation ayant été renouvelée en 1482, 1484, 1496, la Faculté put faire des démonstrations publiques. Cependant Guy de Chauliac (1363) médecin et chirurgien du pape à Avignon, raconte que maître Barthélemy (Bartomeu ou Bertuccius) enseignait déjà l'anatomie sur le cadavre, à Montpellier, et que Henri Hermondaville l'apprenait avec 13 dessins coloriés. Léonard Bertapalia dit qu'on disséqua à Padoue, en 1429 et 1430, un cadavre de femme, et un utérus. Alexandre Benedetti (m. 1525, Venise) et Antoine Benivieni de Florence (m. 1502) disséquent les cadavres de quelques-uns de leurs malades et inaugurent les observations d'anatomie pathologique.

C'est d'abord en Italie que s'ouvrent les cours publics d'anatomie, avec Nicolas Massa (m. 1529 Venise), Béranger de Carpi (1470-1550) poursuivi par l'Inquisition à cause de ses nombreuses dissections, 100 cadavres environ, et faussement accusé d'avoir disséqué vifs deux espagnols morts de la vérole, puis Achillini.

En France, nous voyons le mouvement se déclancher avec Jacques Dubois (Sylvius), élève de Tagault ; Gonthier d'Andernach, maître de Vésale et Rondelet, qui apporta beaucoup de soins à l'étude des extrémités des membres et des muscles qui les font mouvoir ; Charles Estienne, dont le magnifique volume (La dissection des parties du corps. 1546), édité en latin et français, illustré et fait en commun avec le chirurgien, E. de la Rivière, montre un progrès marqué ; il mettait en relief les vaisseaux par insufflation d'air. Sylvius, bien que n'étant pas docteur, sut imposer ses cours, malgré la Faculté, qui l'admit enfin par le nombre d'auditeurs qu'il attirait ; ce fut lui (1587) qui commença à donner à chaque muscle, un nom dérivé de sa forme ou de sa situation ; il eût Vésale pour disciple et devint un de ses ennemis les plus acharnés.

Les médecins et chirurgiens de Paris, n'avaient commencé à démontrer l'anatomie qu'en 1494, mais à Montpellier on avait pris l'avance comme nous l'avons vu. En 1556, Guillaume Rondelet (le Rondibilis de Rabelais), chancelier de la Faculté, dissertait sur les placentas de ses deux fils jumeaux et disséquait le cadavre de l'un d'eux.

En 1556, Charles Quint fit demander aux théologiens de l'Université de Salamanque, s'il était permis à des catholiques d'ouvrir des corps humains ; les docteurs espagnols répondirent que cela était utile et par conséquent licite. Mais les persécutions existaient toujours, et (d'après Werner Rolfinck), en 1571 on défendit à Nicolas Buccellus, qui avait ouvert des cours privés d'anatomie à Padoue, d'enseigner cet art sous prétexte que Boniface VIII, en 1300, avait excommunié ceux qui disséquaient des cadavres humains.

Ce sont trois allemands, Peiligk, Hundt et Jean de Ketham qui firent les premiers dessiner et graver (1499 à 1501) les principales parties du corps humain. En 1525 Albert Dürer publia son livre curieux de la symétrie et de la proportion du corps de l'homme et de la femme.

La matière à dissection n'était pas facile à trouver. Vésale dans son ardeur d'étude, disputait aux oiseaux et aux chiens, les restes des suppliciés de Montfaucon, s'introduisant la nuit dans les cimetières pour déterrer les cadavres, au risque d'être poursuivi pour crime de sacrilège qui entraînait la peine capitale.

Gabriel Fallope nous raconte que : « le grand duc de Toscane ordonnait de livrer aux médecins de Pise, un homme condamné à mort, qu'ils tuaient à leur manière, et qu'ils disséquaient ensuite. En pareille circonstance, je fis avaler à un homme, qui avait une fièvre quarte, deux gros d'opium (4 gram.). L'accès qui survint arrêta l'effet du poison. Ce malheureux, qui se félicitait d'avoir échappé au danger, me demanda une seconde dose, en me suppliant d'intercéder auprès du prince, pour lui obtenir sa grâce, s'il ne mourrait point dans l'action de la drogue qu'il allait avaler. Je lui donnai encore deux gros d'opium. Il mourut, et je le disséquai. » (de 1548 à 1551). Fallope, à Padoue, disséqua jusqu'à 7 cadavres par an.

A Paris, en 1541, il avait été défendu au Lieutenant-criminel, aux Maîtres de l'Hôtel Dieu, d'accorder des corps, tant aux écoliers en médecine qu'en chirurgie, pour faire anatomie, sinon à la requête du Doyen et docteurs en médecine, scellée du sceau de l'École. Fut encore défendu aux Chirurgiens et Barbiers de faire aucune anatomie, sinon en la maison et en la présence d'un docteur en médecine. Mais voici ce qui arrivait nous dit Raynaud : « lorsqu'une exécution devait avoir lieu, des écoliers en chirurgie, des apprentis barbiers se réunissaient sur la place de Grève, où il ne leur était pas difficile de recruter des gens de la plus infime populace, des bateliers, des crocheteurs, armés d'épées et de bâtons. A peine le supplice terminé, on se précipitait sur le cadavre encore chaud, on l'emportait de force dans la boutique de quelque chirurgien, où l'on se barricadait contre la maréchaussée. Cependant ces désordres restaient souvent impunis. Si la Faculté en était instruite, elle envoyait le bedeau réclamer le cadavre ainsi dérobé. Ce fonctionnaire était invariablement mis à la porte ; alors on plaidait. » Un fait semblable arriva à Rouen, en 1647, après la pendaison d'un sieur Lavoine.

André Vésale, d'origine belge, étudia d'abord sous des maîtres français qu'il surpassa bientôt ; son fameux ouvrage, De corporis humani fabrica, 1543, le plaça à la tête des rénovateurs de l'anatomie et des réformateurs de Galien ; il eut de nombreux détracteurs galénistes, allant jusqu'à prétendre que la nature humaine avait varié depuis Galien ; il mourut jeune, poursuivi par l'Inquisition, sous le prétexte d'avoir disséqué un gentilhomme espagnol dont le cœur battait encore.

Cependant il ne doit pas éclipser les Béranger de Carpi (1470-1550) Eustachi (1510-1574), Ingrassia (1510-1580), Varole (1543-1576), Fabrice d'Aquapendente (1537-1619), Arantius (1530-1589), Fallope (1523-1562) qui ont laissé leurs noms à maints organes étudiés par eux. Tous faisaient de l'anatomie de structure et ramassaient aussi des matériaux d'anatomie pathologique, travail préféré de Valeriola (1573).

Nous devons aussi signaler, comme préparant la voie à Harvey, trois noms célèbres, Michel Servet (1511-1553) poursuivi par l'Inquisition et brûlé par les ordres de Calvin, Matteo Realdo Colombo, et André Césalpin (1519-1602).

Une découverte qui devait favoriser l'étude de l'angéiologie, fut faite au XVIᵉ siècle et perfectionnée au XVIIᵉ, celle de l'injection de liquides colorés dans les vaisseaux (Jacob. Sylvius - Isagoge, lib. 3. cap. 23). En même temps, Sanctorius (Sanctorini) par ses travaux relatés dans sa Médecine Statique (1614) donne de précieux renseignements sur la perspiration cutanée.

En 1628, Guillaume Harvey, habile vivisecteur anglais, révolutionne l'anatomie et la physiologie par son ouvrage. Exercitatio anatomica de motu cordis et sanguinis circulatione, où il établit définitivement la nature et le rôle des organes de la circulation sanguine. Méconnu par son compatriote F. Bacon, il trouva de nombreux détracteurs à la Faculté de Paris, le littéraire et caustique Guy Patin, le bon travailleur et anatomiste Riolan, etc, l'anglais Primerose et autres; mais il fut défendu par Descartes, Jean Walœus, etc.

En 1622, Gaspard Aselli de Padoue, découvre les chylifères et publie sa découverte en 1627, mais il se trompe sur leur trajet; chose curieuse, Harvey se place parmi ses détracteurs. Cependant en 1647, le dieppois Pecquet complète la découverte par l'étude du canal thoracique, et doit lutter aussi contre la Faculté et Riolan. Lorsque Olaüs Rudbeck (1630-1702) eût découvert les lymphatiques, on put établir une physiologie circulatoire bien assise.

Les travaux de Bartholin, Wharton (1610-1673), Glisson (1596-1677), Bellini, Sténon (1638-1687), Lower (1631-1691), Peyer (1653-1712), Brunner (1653-1727), Deusingius (1612-1666), Ch. Drelincourt (1633-1697), Regnier de Graaf (1641-1673), nous conduisent de plus en plus dans l'intimité des organes, sans compter ceux de Willis, Vieussens (1685), Duverney (1648-1730) qui s'occupent du système nerveux. Ce dernier a formé les anatomistes Dionis, Winslow, Sénac, Petit, et avec Claude Perrault (satyrisé par Boileau) et J. Pecquet a avancé l'anatomie comparée; il attirait une foule d'écoliers à ses cours du Jardin du Roi, et en 1679, on y vit jusqu'à 140 étrangers.

Swammerdam (1667), de Graaf (1668), Bartholin (1676), perfectionnent l'étude des vaisseaux par l'injection de cire colorée, puis, d'après l'idée de Mery, Rouhaut (1718) avec des injections de colle fondue et colorée ; et ensuite, F. Nichols (d'Oxford), Hunter, Hurson, Morgan et Sue emploient un mélange de cire, résine et térébenthine, et font disparaître les parties molles par corrosion, ce qui leur laisse le réseau vasculaire en relief. Guillaume Desnoues (français, professeur d'anatomie à Gênes), eût l'idée de faire des injections vasculaires diversement colorées, et de faire représenter par de la cire colorée, toutes les parties du corps humain en teintes naturelles, par un artiste, l'abbé Gaetano Giulio Zumbo. Plus tard Sue et Pinson perfectionnèrent le procédé qui facilita l'étude de l'anatomie en chambre. Ruysch (1638-1737) s'illustra surtout par ses magnifiques injections de cadavres et ses pièces anatomiques conservées.

Malpighi (1628-1694), élève de Massaria, est le promoteur de l'anatomie de texture, qu'il développe aussi bien chez l'homme que chez les animaux et les plantes ; il a laissé une renommée universelle. La découverte du microscope, manœuvré par Hartsocker, Leeuwenhoeck (1632-1723), Louis de Hamman, conduisit les recherches dans les parties les plus subtiles et devint le début de l'histologie, qui devait mener plus loin que ne le pensait l'anatomiste Mery, lorsqu'il faisait remarquer que l'anatomie est impuissante à donner la fonction d'un organe, et comparait les anatomistes aux crocheteurs de Paris, lesquels connaissent bien toutes les habitations, mais sont impuissants à savoir ce qui se passe dans leur intérieur.

Au début du XVIIIe siècle, les cadavres qui servaient aux démonstrations, étaient ceux des brigands, ou des personnes assassinées sur les grands chemins ; la matière était quelquefois rare, et d'autant plus que la police était bien faite, comme sous le duc de Lorraine, Léopold ; aussi, Rivard, le professeur d'anatomie de la Faculté de Pont à Mousson, s'écriait : « Je ne ferai que des ignorants si les grands chemins sont sûrs. »

A plus forte raison, les étudiants qui voulaient s'instruire par la pratique, avaient-ils d'énormes difficultés. Les fossoyeurs détournaient les corps, et à leurs risques et périls, les vendaient aux élèves et aux chirurgiens. Le 12 juillet 1683, le fils d'un fossoyeur de la paroisse St Sulpice, fut condamné à l'aumône, et admonesté pour avoir vendu plusieurs cadavres. Quelquefois on achetait la carcasse d'un pauvre diable, de son vivant : Vauvenargues se vendit ainsi par contrat en 1650.

Littre se mit en relations avec un chirurgien de l'Hôtel-Dieu, et pendant l'hiver de 1684 disséqua plus de 200 cadavres ; il se vit plusieurs fois enlever des sujets particuliers, par la police. A la même époque, Mery non content des exercices anatomiques de jour, à l'Hôtel-Dieu, dérobait subtilement des cadavres, les emportait dans son lit et passait la nuit à disséquer.

Mais le grand approvisionnement se faisait par le vol des corps dans les cimetières. Ainsi, un élève chirurgien, Le Roy, (1752) aidé de son domestique Richard et de six braves du régiment des gardes, faisait le commerce de corps à disséquer ; il procédait par expéditions nocturnes, de minuit à 4 heures du matin, trois à quatre fois par mois, tantôt dans le cimetière de St Sulpice, tantôt dans celui de Clamart. Il vendait un cadavre, 150 francs (chaque aide avait 10ᶠ), et comme il enlevait de 6 à 8 corps par expédition, il se faisait de beaux bénéfices ; aux bons clients on fournissait les cadavres d'enfants par dessus le marché. « L'État-Major se réunissait rue de Grenelle, chez une limonadière nommée la Claye ; les troupes auxiliaires faisaient les cent pas aux environs ; à 11 heures ½ la concentration s'opère : le chef place des sentinelles qui donneront l'alarme en cas de besoin, puis les trois principaux acteurs descendent dans le cimetière au moyen d'une échelle ; ils exhument à leur aise les cadavres, puis se mettent en devoir de les emporter ; il y a dans un coin du cimetière un appentis peu élevé qui leur permet de se hisser, puis de les déposer assez facilement dans la cour d'un marchand de bois, au courant de l'expédition ; une fois là, les corps sont placés dans une voiture de louage, et lorsque l'heure à laquelle le guet se retire, c-à-d vers les 4 heures du matin, le carosse de remise va livrer à Paris et aux environs ses colis funèbres. »

Le cadavre apporté chez le client « est disséqué par des mains d'apprentis, et pour cacher ces dépouilles à l'œil des voisins, ces jeunes anatomistes brûlent les ossements. Ils se chauffent pendant l'hiver avec la graisse du mort. Quelquefois, ils sont 7 ou 8 dans un lieu très étroit, promenant d'une manière hideuse leur scalpel inexpérimenté. Des miasmes pestilentiels s'exhalent du cadavre, et point d'année qu'il n'en coûte la vie à plusieurs de ces imprudents qui osent tout braver. »

En juillet 1726, un chirurgien de Paris, nommé Froment, ayant perdu son enfant âgé de 7 ou 8 ans, « contrefait par le nouage », voulut en faire un squelette extraordinaire et le disséqua. Dénoncé par les voisins qui l'accusaient de barbarie et d'avarice, prétendant que c'était pour éviter les frais de sépulture au curé, il fut arrêté et emprisonné, comme coupable, attendu « qu'il n'est point permis aux chirurgiens de faire des anatomies de gens décédés dans la religion romaine, sans permission des magistrats. » Heureusement pour lui

Mareschal et Lapeyronie, chirurgien et médecin du roi, obtinrent son élargissement.

Au milieu du XIXᵉ siècle, il y avait encore en Amérique, des individus qui dérobaient les cadavres dans les cimetières pour les vendre aux étudiants, on les nommait resurrectionistes.

L'anatomie pathologique prend corps avec Théophile Bonet (1620-1689) qui exhume et rassemble toutes les observations éparses, mais elle acquiert le caractère typique avec Morgagni (1762), suivi de Lieutaud. Pourfour du Petit fit établir dans les hôpitaux des Flandres, des laboratoires de chimie et des chambres d'anatomie; c'était prévoir et favoriser la venue de cette belle école anatomique française qui marcha de pair avec la clinique, par la pléiade du XIXᵉ siècle, avec Corvisart, Laennec, Bichat, Dupuytren, Cruveilhier, Andral, Lebert, pour aboutir à l'École de la Salpêtrière.

Les anatomistes purs de la fin du XVIIᵉ siècle, Hoffmann, Littre, Bidloo, Verheyen, Fantoni, Lancisi, Clopton Havers, etc, se continuent au XVIIIᵉ par Pacchioni, Valsalva, s'occupant surtout du système nerveux; puis Cotugno (1736-1818), Scarpa (1747-1832), Behrends (1792). Malacarne (1744-1816), Reil (1759-1813), Soemmering (1755-1830); Sabatier (1732-1811), Vicq d'Azir (1748-1794), Chaussier (1746-1828) à qui l'on doit la réformation d'une partie de la nomenclature anatomique, Gall (1758-1828); continués au XIXᵉ par les physiologistes Ch. Bell (1811), Magendie (1783-1855), Flourens (1794-1867) etc.

Santorini, Ruys, Douglas et surtout Albinus, dans leurs travaux sur le système musculaire, avaient préparé la voie au célèbre physiologiste Haller (XVIII) dont la renommée fut universelle. Nous avons encore à citer, Monro, Ferrein, Lieberkuhn, Bordeu qui s'occupe du tissu cellulaire et des glandes, Hunter, Sue, Camper, Meckel, Zinn, Fontana, Barthez qui donne une statique musculaire; Senac (1693-1752), Mascagni (1752-1815), Cruiksand (1745-1800) perfectionnent l'étude du système circulatoire; Tenon (1724-1816) celle de l'appareil visuel; Durand (1774) publie un des premiers essais d'anatomie chirurgicale.

L'anatomie comparée fait des progrès avec Blumenbach (1752-1840), Spallanzani (m. 1799), Vicq d'Azir, Camper (1722-1789), Duhamel, Réaumur, Hunter, Geoffroy St Hilaire, pour aboutir aux développements de Cuvier (1769-1832). En 1771 Portal avait fait au Collège de France, un cours de physiologie expérimentale; il cherchait à expliquer le mécanisme des maladies de l'homme par des expériences faites sur des animaux. Lamarck, Oken, Treviranus, au début du XIXᵉ siècle, commencent le règne de la biologie. Bichat, étendant les idées de Bordeu, pose les premiers principes de l'anatomie générale.

Désault à la fin du XVIIIᵉ s. avait créé l'enseignement clinique chirurgical, et l'anatomie chirurgicale qui devait prendre de l'extension au début du XIXe avec Gavard, Boyer, Roux, Bichat, puis Velpeau, Richet et Tillaux plus tard, tandis que Cruveilhier, Béclard, Giraldès montraient le chemin de l'anatomie à Sappey, et que la physiologie prospérait avec Magendie, Flourens, Claude Bernard entouré de ses élèves Brown-Séquard, Vulpian, P. Bert, Chauveau, Marey, Dastre, auprès desquels nous placerons Schiff, Marshall-Hall, Dubois-Reymond, etc.

L'embryologie, née en 1827, avec de Baer, par la découverte de l'œuf humain, commença ses premiers essais avec Pouchet, Raciborsky, Bischoff, Courty, Coste.

Le succès de l'anatomie microscopique, nommée histologie par Ch. Mayer (1819) et Heusinger, s'affirma au XIXe siècle. La théorie cellulaire est ébauchée et enseignée en France de 1825 à 1827 par Mirbel, Turpin, Dutrochet, Raspail (?) et Royer Collard, pour être reprise de 1840 à 1850 par Schwann, Remak, Valentin, Reichert, Müller et Virchow, et être dite d'origine allemande. Nos histologistes descendent des Lebert, Donné, Ch. Robin, Follin, Broca, Lereboullet et Kuss, Ranvier, Mathias Duval, Renaut, concurrençant les R. Wagner (1834), Henle (1841), Gerlach (1848), Leydig (1856), Kölliker (1856), Rokitansky, Virchow, etc.

Enfin, à cheval sur la biologie et l'histologie, s'établissent les théories microzymienne (1866-1872) de Béchamp, et microbienne (1878) de Pasteur.

*

L'Anatomie est l'étude du corps Σῶμα ; le mot τεῦχος signifie aussi corps, mais plutôt cavité intérieure ; le corps entier (en habitation) avec l'âme, est le σκῆνός d'Hippocrate ; pour Galien κατασκευή est la structure organique du corps ; le corpus pour les latins, aussi dit : vas (L.M).

Le corps est divisé en régions, καταγωγαι (Hip.), la tête κεφαλή, caput ; le tronc κύτος, ὅλμος, τὸ ἀπὸ αὐχένος ἕως ισχιων σύμπαν du cou à l'ischion, ὁ τοῦ σώματος κορμός, la souche du corps ; truncus (Luc. Virg.), puis toricius, tortilis, torse (dès 1425), et les membres μέρος τι τοῦ σώματος ; γυῖον signifie gros membre, ou quelquefois tout le corps, de même ρέθος ; μελος ainsi que μέλλος, χῶλον (plutôt l'intestin) sont aussi entendus parfois pour membre, ἄρθρον est employé pour membre et organe, μόριον pour une portion du corps.

Les extrémités du corps sont les ἀκροκῶλια (ἀκροκῶλιον, latinisé en acrocolion par Cælius Aurelianus), puis ἀκραλέα, ἄκρεα (Gal) que Végèce latinise en acro), ἀκρωτήρια (Gal); τα κῶλα signifie aussi les extrémités du corps, qu'Hippocrate envisage sous le nom de ἐσχατίαι. Nous avons composé le terme acromégalie pour l'affection qui se manifeste par un développement exagéré des extrémités des membres. Nous trouvons aussi χροιή, χροτίδιον, extremitas corporis (Pline), c'est la surface du corps.

Chez les Latins, membratura (Vitr) signifie membrure ou conformation des membres, membra, dont les tronçons, trunculi (Cels), où les artus, se trouvent à l'extrémité, in cacumine membrorum (Pline). Au M.A, le corps s'appelle aussi charçois ou bu, ce qui nous conduit au tronc : bust, burque, busque, bus, bru, bustz, bruc, brusc, brut, dont nous avons tiré les mots buste et busc; on dit aussi fust du corps. Orguan signifie organe.

En grec, ὁ χρώς signifie surface de la peau, chair, corps, et ἡ χροά donne la couleur, teint du corps, et par extension la surface même.

La peau est le premier appareil anatomique que rencontre le prosecteur, c'est l'enveloppe κύτος; pour Hérodote ἀνθρωπή est la peau humaine, tandis que pour Erotien, la peau humaine ou animale, soit vivante, soit écorchée est l'ὁ ou l'ἡ ῥινός. Δέρμα se dit surtout pour la peau dépouillée, mais on en a tiré le mot, derme; δέρας et δευρις, c'est la peau ou le cuir. L'épiderme se spécifie par ἐπιδερμίς, ἐπιδερματίς, tandis que la partie sous-cutanée s'appelle ὑποσαρκίδιος, ὑποσάρκιος, sous la chair. La peau de la tête est σκύτη (σκύτα en dorien; quelquefois la tête elle-même), mais avec les cheveux, c'est le κόμιον.

Le latin cutis a une origine commune avec le grec, c'est l'enveloppe en général, cuticula est la petite peau qui au M.A. signifie épiderme, de même que cuticà; corium (Plaute) représente la peau de l'homme, mais surtout des animaux, d'où est dérivé le mot, cuir. Pour l'épiderme, on trouve l'expression epidermis (Veg), mais aussi summa cutis (Cel. Pli.), prima cutis (Gal.) cutis suprema (S.M.). Pellis (Ring) signifie aussi peau, de même que pellicula (Cic. Pli.), mais cette dernière expression, pour Celse, signifie aussi bien l'épiderme. Le derme s'appelle carnosa cutis, panniculus carnosus, et le tissu sous-cutané, subcutaneus, intercutaneus (Isid.), subtercutaneus (Veg.); le muscle peaucier est lui-même connu sous le nom de musculus cutilosus, latus musculus. Lorsque les pores de la peau furent connues, les latins modernes les appelèrent spiracula.

Du latin nous passons successivement à pelz, pelh, pel, piau, puis peleux, pleux, pelice, pelisse, pellice, plice, plisse, pellete, peleta; l'épiderme s'appelle surpeau, ou cuer (cuir), codena (couenne); un homme piaucelu est celui qui a la peau flasque.

La première observation à faire sur la peau, est la présence de poils et de cheveux, qui se nomment de même en grec, θρίξ, τρίχος, tandis qu'en latin nous trouvons pilus et capillus ; de ces mots grecs et latins nous avons tiré beaucoup de mots techniques. A la naissance, les poils se nomment congeniti pili. Catulle appelle encore les poils, villuli ; les poils durs sont désignés comme épis, aristæ (Var. Pers.) ; le cheveu s'appelait encore capillum, crinis (crin. Virg.), capitis pilus (Celse).

En grec ἴονθος signifiait la racine des cheveux et Rufus d'Éphèse caractérisait les cheveux de derrière sous le nom de χαίτα ; χαίτη veut dire chevelure longue et flottante, et κοχάς toison ou chevelure ; le toupet a des noms spéciaux κοβόμβη, κόσυμβος, προκόμιον ; les premiers poils du menton ou des tempes s'appelaient ἴουλαι (Rufus). En latin le cuir chevelu était désigné sous le nom de cutis capillum gigneus (Col.) et la chevelure sous les noms de coma, comula, capillitium (Cal. Apul.), capillatio (P. Nol.), capillago (Tert.), cæsaries (Var.) parce qu'elle peut se couper ; capillamentum était la perruque, peridromos la circonférence extérieure formée par les cheveux ; vertex se prenait quelquefois pour toupet. Cælius Aurélianus emploie le mot capillatura pour chevelu.

Le vieux français se dérive facilement pour poil : pel, pelh, peil, peux, peus, pous ; pelet, pole vole (poil follet) ; pel recercelat (poil frisé) ; avec les dérivés pelos, pellut, pelut, pelaut, pelault (poilu ou velu) et peiler (épiler). Pour le cheveu, nous avons de capillus : capil, cabelh, cabeil, chevel, chevoil, cheveuil, chevelz, chaviel, chevolz, Kaviaus, caveus, Kievelu. De crinus : crin, crignel, crignon, crenon (qui signifie aussi poil). De chevece (tête chevelue) dérivent les termes de chevelure : chevecaille, cheveceure, ceveleure, chevillure, chevolure, chevelure ; elle se dit encore cabeillos (de capil), puis come, comme, cosme, coume (de coma), et enfin crinie, qui a fait la populaire crinière. Un homme chevelu s'appelle crineus, crinu, crinut, crinit, et la chevelure, crine, crigne, crignette, grigne, grinne.

Les cils ou poils des paupières, βλεφαρίς, d'où dérivent une foule de mots techniques pour ce qui a rapport à ces organes, sont nommés pili oculorum (Pli.) et ciliatura par les modernes. Il faut faire remarquer que pour Maximian, cilia signifie sourcils, de même que le cinias des modernes ; le vieux français dit : cillon, cillet, silh, cilla, pelo ; cilleter signifie sourcillier.

Les sourcils retiennent mieux l'attention comme ayant un rapport avec la physionomie. Homère appelle les sourcils ὀφρύς ; on trouve encore les termes ὤπιοφι, σκύνιον, puis ἐπισκύνιον qui signifie aussi bien sourcil que peau des sourcils ; ὑπερόφρυον représente le dessus des sourcils ; τόλοι les poils des sourcils. Chez les latins, c'est le supercilium (Cic.), ou l'episcynium (Tert.) tiré du grec ; les bords des sourcils sont les ambonæ ou ambas. En vieux français les noms abondent : sorchiz, sorciels, sorcicula, sorciex, sorcille, sorcirs, sorcis, sourci, souraz,

sourçoel, sourcilles, surchieux, surcil, sourchille, surchille, surchelle, sorcius, suer-
cils, surcis, sobreciz, sorchoel, sobresill, sobrecilha, sobressilla, silb ; enfin uce
et chatunes dont je ne vois guère l'étymologie.

Puis viennent les moustaches et la barbe, apanage du sexe fort et de
la virilité. Προπωγώνιον est le premier poil follet de la lèvre supérieure,
avant de devenir le κάππος (Rufus) et former la ou les moustaches ὑπόρρινος,
ὑπόρρινα (sous le nez), ou μύστακες (Ruf.). Le poil follet des joues est l'ἡ γενειάς
qui devient la barbe γένειον ; celle en pointe ou toupet κόννος ; la barbe s'appelle encore πωγων, et celle du menton ὑπήνη (Rufus).

Le poil follet ἴουλος est le flos juvenilis (Luc) des Latins, le lanugo, quelquefois vestis (vêtement) ; vestitus genas (Sen. tr.) signifie visage couvert de barbe ;
celle-ci porte les noms de barba (Cic.), barbula, barbitium (appul.), barbæ pili
(Pline) ; puis au M.-A. genobodum, genobarbum. Les moustaches sont nommées
grani (Isid.), senecia ou senicia (Hier.), mystax (Hier.), puis au M.-A., infranares
et tittex ; en vieux français c'est la mousque, mais plus souvent gren, gre-
non, gernon, grenun, guernon, gregnon, grignon, grens, grigno, grino, grinon,
grene, dérivés du latin grani. La barbe est tout simplement le pieus ou
le pil (poil).

Les poils naissants du pubis, sont ἥβη et pubes, au M.-A. le poil a-
matoire ; ceux des aisselles étaient nommés glandibalæ par les latins modernes.

Les ongles, ὄνυξ, δευφάς (τὸ ονυχιον, le petit ongle), sont appelés par les latins, excrementa manus (Luc), unguis (Pli.), unguiculus (Cic) ; en vieux français,
ungla, ungle, anglas, oince, once (1552), origle.

Sous la peau se trouve la graisse qu'Homère appelait στέαρ, encore nommée
τὸ πίων, ἡ πιόπης (τὸ πῖαρ en dorien) ; ἡ πιμελὴ représente surtout la graisse
entre peau et chair ; ὁπιασμος signifie aussi bien graisse qu'embonpoint,
στέατος est la graisse compacte, lard ou suif, ou celle des tumeurs. πικαρια
signifie graisse et obésité, tandis que ἱππαροτης est l'état de ce qui est gras.
La graisse de l'intestin avait un nom spécial, ὁ δημός, de même que celle de
l'épiploon ὁ τοῦ ιέριου ἐπικλους. Chez les latins, la graisse prend les noms
de adeps (Pl.), pingue ou pinguia (Pl.), pinguamen (Gloss), pinguedo (Appul) ;
celle autour des os est nommée omentum par Macrobe, mais ce nom pour les
latins modernes est la graisse abdominale.

Cet aperçu nous donne à peu près l'idée de ce que les anciens connaissaient
sur la peau. Pour Galien la peau était un crible percé de pores pour laisser
passer la sueur et la chaleur, pas plus ; on ne va guère plus loin jusqu'au
milieu du XVIIe s. Les poils et les cheveux sont considérés comme des corps
engendrés par les excréments fuligineux de la 3e coction, poussés par la

châleur vers la superficie du corps pour lui servir de couverture, de o
et d'ornement ; ils naissent d'une peau chaude et humide et pleine
res ; celles-ci sont nécessaires et leur défaut est cause que les poils ne
pas dans les pieds et les mains (c'est justement là où il y a le plu
fices) ; ils se nourrissent d'un suc formé des fuligines épaisses o
les poils poussent rarement au menton des femmes parceque les ;
tions mensuelles diminuent les fuliginosités, etc. (Voilà pourqu
fille n'a pas de poil !)

Fabrice d'Aquapendente, commence à donner deux lames à t
me ; mais Malpighi (1664) et Ruysch se mettent à étudier la pe
y découvrent le corps muqueux, les papilles sensibles, les glandes.
(nommées par Malpighi). Leuwenhoeck (1684) montre que l'épiderm
formé d'écailles appliquées en lames, mais son opinion rencontr
partisans ; il essaye de dénombrer les glandes sudoripares ; a
rac et Malpighi, il étudie les bulbes ou oignons pileux. Depuis
époque la peau reste partagée en deux parties, l'épiderme et le
ou corium (devenu plus tard chorion). Vater en 1741 aperçoit ,
puscules du tact.

Avec les progrès de l'histologie, l'anatomie de la peau se c
de mieux en mieux ; en 1835, Purkinge montre la structure ce
qu'Henle devait mieux décrire. Aujourd'hui l'épiderme est d
sept couches : 1° membrane basale ; 2° couche basilaire ou génér
(nom donné par le français Remy) ; 3° la couche de Malpighi
malpighien, rete Malpighii, corps muqueux ou lacis de Malpighi
rétiforme de Renaut) ; les cellules dentelées y ont été décrites p
première fois par Schrön et c'est Ranvier (1882) qui a montré qu
grènent en réseau ; 4° la couche granuleuse (stratum granulos.
Unna) ; Ranvier y a découvert l'éléidine et l'a nommée couch
gène, comme agent de Kératinisation ; 5° la couche transpare
tum lucidum de Oehl) ; 6° la couche cornée, stratum corneum
κερας, corne), à laquelle Renaut surajoute, 7° la couche desqu
te.

Dans le derme, Pacini (1831), Andral (1833) étudient les co
du tact de Vater, puis Meissner et R. Wagner (1834) en découvr
autre structure. Plus récemment Ruffini a montré des app
ciaux comme récepteurs de sensations thermiques, puis Kr
Tomsa, ceux des centres d'impressions du froid. Langerha
a mis en évidence les terminaisons nerveuses intra-dermi
glandes sudoripares ont été bien décrites pour la première fois.

puis Rouget de Vauzenne (1834) ; les vaisseaux sanguins par Todd et Bowmann (1845) ; les glandes des aisselles par Ficatier.

Meyer (1840), puis Kohrausch, Hessling, Henle, commencent à bien décrire la structure des poils et des ongles. R. Wagner (1839) a le premier représenté les glandes cérumineuses, mieux étudiées ensuite par Alzheimer. G. Simon découvre l'acarus folliculorum (demodex) dans les glandes sébacées. Dans la peau des paupières, Meibonius (1666) avait découvert les glandes qui portent son nom, mais Moll (1857) y étudie les glandes sébacées des poils, et les glandes sudoripares spéciales tubuleuses qui s'ouvrent entre les cils.

Enfin, signalons l'étude descriptive des crêtes papillaires des paumes des mains et de la plante des pieds, ébauchée en 1823 par Purkinge et en 1868 par Aliz, qui fut développée par Galton (1888-1891), Feré (1891), Herschell, et qui a conduit à la méthode d'identification en anthropologie.

Au dessous de la peau, l'anatomiste rencontre une couche spéciale, dite cellulo-graisseuse ; celluleuse parcequ'en l'insufflant on y crée des lacunes ou cellules ; graisseuse, parceque c'est là que s'amasse la graisse. Elle fut toujours considérée comme un coussin, mais Douglas (1730) montra qu'elle met en communication toutes les parties du corps. Ce devait être Bordeu (1767) dans ses Recherches sur le tissu muqueux ou l'organe cellulaire, qui devait donner une première bonne indication sur son rôle, et son importance dans les localisations des phénomènes pathologiques ; c'est ce qui conduisit Bichat, 50 ans plus tard, à faire un véritable système du tissu cellulaire (système unissant ou tissu unissant), nommé Bindegewebe, par J. Muller (1841) et tissu lamineux ou tissu d'union par Ch. Robin. C'est aussi Bordeu qui le premier entrevoit le rôle de réserve de la graisse de ce tissu (in : Analyse médicinale du sang) : « Convenons d'ailleurs que la formation de la graisse paraît avoir tant de rapport avec celle des amas huileux et résineux dans les végétaux, que cette fonction des animaux les met tout à côté des plantes. C'est un des latus par lesquels les deux règnes se touchent. » L'histologie et la Chimie, en nous faisant entrer plus intimement dans la structure et l'analyse, n'ont fait que corroborer ces données.

Reichert (1845), Virchow (1841) groupent sous le nom de tissus de substance conjonctive, les tissus : conjonctif, osseux, cartilagineux. Lauth (1834) découvre les fibres élastiques, Henle (1843) les faisceaux de fibrilles conjonctives ; Virchow (1851-1858) les cellules fixes, dont la bonne description est donnée par Ranvier (1869) ; Recklinghausen fait connaître les cellules migratrices (1862), et enfin Ranvier les clasmatocytes (1891), décrites par Waldeyer (1875). Erlich (1879) et

...aranitz (1883). Renaut (de Lyon) a montré que les cellules du tissu conjonctif ne sont pas isolées, mais groupées en un réseau anastomotique.

*

* *

L'anatomiste rencontre ensuite ce qu'on appelle la chair, en termes profanes, ἡ σάρξ. Galien lui donne quelquefois le nom de χεώς (de même que peau), cela représente tout ce qui est charnu dans le corps ; Homère caractérisait la chair de dessus κρέα ὑπέρτερα.

Chez les Latins, quelquefois le terme corpus signifie les chairs en général, mais le mot propre est caro (carnis) qui s'applique à la chair musculaire et par extension au parenchyme des viscères (Celse) ; carnicula (Prisc) petite chair ; fluida caro (Pli.) chair mollasse. Pulpa (Cat) représente en général les parties charnues ou molles du corps, et en particulier la pulpe des doigts. Les os sont recouverts de chair, ossa circumvolventur nervis (Sen) ; l'anatomiste promène alors son scalpel inter nervos et pulpas, entre les tendons et les chairs, pour mettre à découvert les os recouverts de chair, ossa subjecta corporis (Cic.). En arabe, la chair se nomme alrosbot. Le français en a tiré successivement, carneure, charneure, charnure, carne, carn, char, chair ; même carogne et charogne, chair morte ou putréfiée ; pulpa est devenue polpe. Carnosus, charnu, donne locarnos, lieu charnu, carnosa, charnos ; carnositas, carnosité ou dureté des chairs deviendra charnosité, charnoisité (Mondeville), charneuseté.

Le muscle bien spécifié ὁ μῦς (μυός), rat, souris, par comparaison, ou quelquefois ἡ Ἴς (ἰνός), la fibre, nous ont fourni les mots myosine, inosine, etc. Un homme ou une partie musclée s'énonce μυωτός, μυώδης, musculeux, μυόω. Les muscles chez les Grecs et Latins, à part quelques-uns, n'ont pas de noms propres, d'où il est quelquefois difficile de les bien spécifier ; cependant les muscles constricteurs sont nommés οἱ συναγωγεῖς (Hipp). et les muscles extenseurs οἱ ἐκτόνοι (courroies) ; pour Platon ce sont les tendons.

En latin nous avons trois expressions pour désigner les muscles ; musculus (Celse) qui a la même racine que le mot grec ; lacertus (Isid) comparaison avec un lézard ; torus (Cic. Virg) ou petite corde, torulus (Appul.) ; le corps charnu est appelé lacertus musculus. Chez un homme musclé, robuste, lacertosus. les muscles proéminent, tori exstantes (Cic). Vulgairement on dit un homme nerveux pour un individu musculeux, et par extension dans le langage, nervia (Var. Pet.) désigne les muscles, et nervus (Cic. Cels) le muscle et le tendon. En arabe le muscle est almirach. Plus tard on distingua 3 parties au muscle : 1° caput, principium (insertion) ; 2° venter (le ventre ou corps) ; 3° tendo (le tendon d'attache).

Chez les Grecs, ὁ μυος τενω. désignait le tendon, ou bien ἰς (Hipp.), encore ὁ τόνος; par extension νεῦρον (confusion avec le nerf); κατανευρος signifiait plein de nerfs ou tendons; certains grecs appelaient les tendons, muscles changés en nerfs. chez les latins comme encore dans le populaire, le tendon prend souvent le nom de nerf. L'extrémité des muscles était l'η ἀπονεύρωσις, qui ne correspond pas comme indication à notre aponévrose, mais à une extension tendineuse; ἀπονευρόωμαι veut dire devenir tendineux. La véritable aponévrose était quelquefois nommée Χιτῶν, tunique ou membrane. Chez les latins ce sont les pronervationes, ou denervationes; c'est A. Paré qui a le premier donné une idée exacte des aponévroses musculaires. Le tendon s'appelle tendo, chorda (corde) ou nervus (par confusion); les extrémités déliées des tendons et des nerfs sont désignées sous le nom de tenuites, fibræ et villi en latin moderne. en arabiste le tendon est alhac ou pratia.

En vieux français le muscle s'appelle mus (le rat), muscule, muscel, mursel, mursol, moscle, ou bien tores, ou lacerte (lézard); lacertos signifie musclé, musculeux. (Guy de Chauliac); les plaies lacerteuses sont les plaies musculaires; Guy donne aussi le nom spécial de longes aux muscles vertébraux. La partie charnue du muscle est le braon, braoun, braon, blaon. Le tendon se dérive facilement, soit chordes, corde ou tendant, tendan, tendon, tandeil, tandoil, tenon; tendrineux ou tendroneux ce qui a la qualité du tendon. D'après Ch. Estienne, le muscle a un chief, un milieu et une fin ou queue; l'aponévrose se nomme taie du muscle; les endroits où commencent les tendons sont les denervationes ou les explantations nerveuses.

Pour Platon, les muscles σάρκες, réchauffent le corps et le garantissent de toutes les violences extérieures; cependant les anciens ajoutaient vaguement à cette fonction, celle de mouvement; ils connaissaient la fonction de certains muscles, mais ils n'avaient donné de noms particuliers qu'aux muscles temporaux, κροταφιται, et aux masseters μασητηρες μῦς. Galien définit bien la qualité contractile des muscles, la rétraction des deux [illisible] après section, la rétraction en boule si l'on sectionne les deux extrémités; il sait qu'un muscle n'agit que dans un sens, pour une seule action, et que l'effet contraire est produit par un muscle antagoniste; il a dénommé le peaucier du cou πλάτυσμα μυῶδες; il croyait les muscles composés de fibres nerveuses et tendineuses.

C'est Vésale qui enseigna qu'il n'y avait aucune similitude de composition entre les nerfs, les muscles et les ligaments desquels les tendons se rapprochaient. Colombus montra que les filets nerveux se ramifient

et se divisent entre les faisceaux musculaires et n'alla pas plus loin. L'opinion
était que les muscles se contractent sous l'influence des esprits animaux,
les expériences de Haller montrèrent que les muscles ont leur irritabilité
propre, et réfutèrent les opinions de Willis et Borelli qui enseignaient
que la cause du mouvement des muscles n'était autre chose que la fermen
tation qui se fait au dedans des fibres charnues entre les esprits animaux et
le sang. Bernouilli (1694) attribuait l'action des muscles au gonflement des
vésicules de la fibre motrice. A la découverte de l'électricité, on compara
l'action nerveuse au fluide électrique. L'École iatro-mécanique des 17e et 18e
siècles, analysa mathématiquement les mouvements musculaires et voulut
même calculer les forces développées, ce qui la conduisit à des exagéra-
tions effrayantes. Barthez à la fin du 18e siècle, ramena un peu d'ordre
et de pondération dans la question; mais la véritable physiologie musculaire date du XIXe siècle. Aussitôt la découverte du galvanisme, on en étudia
les effets sur l'organisme, Nysten s'y distingua, mais Duchesne de Bou-
logne et Dubois-Reymond ouvrirent largement la voie.

Lorsqu'on apprend actuellement l'anatomie, on trouve encore bien
des divergences sur la limitation d'un muscle, à plus forte raison devait-
il en être de même anciennement; cependant les anatomistes des 15e
et 16e siècles en spécialisèrent un grand nombre, et l'étude se trouva faci-
litée lorsque Sylvius enseigna l'anatomie en donnant aux muscles des
noms tirés soit de leur forme, soit de leur rôle, soit de leurs connexions.

Pour beaucoup de ces muscles, les noms ont peu varié, et il y a des sy-
nonimies; nous allons en citer quelques unes avec les noms des premiers
auteurs d'études.

Arangi (1548) découvre le releveur des paupières, entrevu par Galien, puis
étudié par Colombus (1559) et Fallope (1561), il a porté le nom de aperiens
palpebram rectus. Fallope décrit bien le frontal, l'orbiculaire des paupières;
Coyter, le sourcilier. Le pyramidal et le transverse du nez étaient connus
de Galien; le dilatateur propre des narines fut décrit par Santorini; le
labial ou orbiculaire des lèvres par Winslow (1732), les anciens l'appelaient
musculus osculatorius (muscle du baiser); le buccinateur prend son nom
de buccinare (jouer de la trompette). Le grand zygomatique (m. zygoma-
ticus) se nommait distortor oris; Santorini a décrit le risorius; Albinus
a donné au triangulaire des lèvres, le nom d'abaisseur de la commissure.
Le peaucier du cou, platysma myodes de Galien portait encore le nom
de στομομασιχον, et de quadratus genae.

Le sterno-cléido mastoïdien était divisé en deux (ses 2 portions) mastoiedus lateralis et mastoiedus posterior. Le droit latéral de la tête, avait été

décrit par Winslow sous le nom de rectus lateralis accessorius. L'omo-
hyoïdien a subi l'étude de Colombus; le sterno-thyroïdien et le thyro-
hyoïdien étaient connus de Galien, le digastrique aussi, qui prit
plus tard le nom de depressor maxilla inferioris. Eustachi a décrit
le stylo-hyoïdien; le géno-hyoïdien s'est appelé mesohyoïdien. Luschka
(1854), a donné trois portions au long du cou: obliquus superior colli, obliquus inferior, rectus colli. Bordeu s'était attaché à chercher les régions naturelles limitées par les aponévroses; en 1811, Allan Burns
commença l'étude de celles du cou.

Le trapèze portait le nom de cucullaris musculus, muscle cucul-
laire (de capuchon, cucullus). Le grand dorsal, latissimus dorsi est
l'ani tersor ou aniscalptor (torche-cul) des anciens. L'angulaire de
l'omoplate (m. angularis de Winslow) ou levator scapulæ proprius, s'appelle aussi patientiæ musculus (marque plutôt l'impatience). Les petits
dentelés sont les serratus posticus superior et inferior. Le splénius, étudié et décrit successivement par Fallope et Diemerbroeck a porté les
noms de mastoideus posterior ou superior; le grand droit postérieur de
la tête, est le frenator, ou le muscle rengorgeur de Dupré; le transver-
saire épineux est le semi-spinalis colli ou transverso spinalis. Les muscles intercostaux qui avaient chez les grecs l'épithète de μεσοπλεύριος,
n'ont pas, depuis Galien, pu mettre les physiologistes d'accord sur
leur action véritable. Le triangulaire du sternum, est le m. sterno costalis
ou transversus thoracis anterior (Henle).

La ligne blanche de l'abdomen doit son nom à Piccolhuomini, on
l'a aussi appelée linea centralis. Fallope connaissait le ligament dit ultérieurement de Poupart, lorsqu'il fit la description du pyramidal et du
grand oblique, c'est pourquoi on l'appelle aussi ligament de Fallope. Le
psoas iliaque se nomme lumbaris internus. Les bulbo-caverneux sont les
accélérateurs urinæ; le ...., suspendiculum ou suspensor testiculi; les
releveurs de l'anus, levatores ani; le pyramidal, succenturiatus musculus,
l'obturateur interne, bursalis m. ou marsupialis.

Si nous passons au membre supérieur, nous trouvons: le sous-épi-
neux sous le nom d'infraspinatus musculus; le grand rond, rotondus
ou teres major; le petit rond, rotondus ou teres minor; le sous-scapu-
laire, immersus m. ou subscapularis, infrascapularis. Le coraco-brachial
ou muscle profond de Casserius, a été découvert par Aranzi; le bra-
chial se nomme brachieus; le petit palmaire, extensor carpi radialis
ou bicornis m. le cubital antérieur, flexor carpi ulnaris; l'abducteur du
pouce, adductor pollicis manus ad indicem ou antithenar Riolani; le pal-

maire cutané, l'adducteur du petit doigt sont décrits par Cannani et Val-
verde, ainsi que le court fléchisseur du petit doigt. Les lombricaux et in-
terosseux ont été connus de Galien; leur découverte a été attribuée à
Riolan, Guillemeau et Habicot, bien que Vésale, Fallope (1561), Sylvius,
et surtout Canani, Gonthier d'Andernach et Colombus les aient décrits avant.

Au membre inférieur, le fessier s'appelle glutœus (origine latine
par gluton: fesse); le couturier, sartorius m. (muscle des tailleurs, sar-
tor en grec); l'extenseur commun des orteils connu de Colombus, ou
long extenseur est le cnemodactyleus ou extensor digitorum pedis com-
munis; le court péronier latéral, peroneus medius, semifibuleus musculus;
les jumeaux connus par Galien (ainsi que le poplité) ont été bien décrits par Sylvius et Vésale. Galien connaissait aussi le soléaire et sa con-
nexion avec le tendon d'Achille; le plantaire grêle est aussi le jam-
bier grêle, tibialis gracilis, plantaris musculus; l'adducteur du gros
orteil est l'adductor pollicis pedis; l'abducteur du petit orteil, abductor minimi digiti pedis, transversalis pedis placentini, grand parathénar;
l'accessoire du long fléchisseur, transversal des orteils, ou caro quadrata
de Sylvius.

A l'oreille nous avons : 1° abductor auris, ou retrahens auriculam,
ou triceps auris, encore bicaudalis musculus, tricaudalis, intricatis; 2° le
muscle palato-salpingü, musculus tubæ novus Valsalvæ; 3° le deprimens
auriculam, abaisseur externe; 4° le muscle supérieur du marteau qui
a été vu par Aguapendente et décrit par Casserius.

Les muscles de l'œil pour Galien étaient au nombre de sept; ce
Fallope qui, en découvrant la trochlée, montre que deux de ceux-ci n'en
forment qu'un seul réfléchi. le droit supérieur est le superbe ou glo-
rieux; le droit inférieur, l'humble, humilis, deprimens oculum, depressor
oculi; le droit interne, adducteur, beuveur ou bibitorius (exprime le dé-
sir du gourmand); le droit externe, abducteur, ou dédaigneur, indigna-
torius; les obliques sont les amoureux; le grand se réfléchissant sur
une poulie ou trochlée, prend encore les noms de trochlearis ou de muscle
trochlaire.

Je n'ai pas recherché toutes les origines et tous les noms, j'ai pris
ceux qui sont tombés sous ma plume; aller plus loin serait fastidieux,
lorsque l'on sait que le nombre des muscles n'est même pas fixé par
les anatomistes; Chaussier en donnait 368, Theile 346 et Sappey 501.

Depuis Bichat, on a divisé les muscles en muscles de la vie animale
et en muscles de la vie organique.

C'est Leuvenhoeck qui a le premier parfaitement reconnu la striation des fibres musculaires et ces fibres comme éléments anatomiques propres. Plus tard, la striation transversale fut mise en évidence, et ce ne fut que par des associations que fut réalisée la division en stries longitudinales, d'abord par Leidig, sous le nom de cylindres, colonnettes ou colonnes musculaires, que l'on divisa plus tard en faisceaux primitifs eux-mêmes composés de fibrilles musculaires. C'est Conheim qui, sur les coupes transversales (champs de Conheim), a défini la limitation des colonnettes de Leydig. Enfin Bowmann (1840) dissocia la substance musculaire en tranches transversales (disques de Bowmann), et attribua au muscle la composition en petits cubes ou prismes solides (sarcous éléments). Amici (1858) étudiant la structure des disques foncés et des disques clairs, trouve une bande obscure partageant la strie claire (strie d'Amici), ou disque sombre mince; puis Hensen (1858), montre aussi que le disque sombre épais est partagé par une ligne claire (strie intermédiaire ou strie de Hensen).

Les leçons de Ranvier (Collège de France), ont complètement mis en lumière la structure de la fibre musculaire, ses rapports avec le sarcolemme et les noyaux, et donné la théorie de la contraction de la fibre musculaire, ébauchée d'après des notions plus ou moins exactes par Rouget (1863), Brucke, Merckel, Kraus (1868), Engelmann (1873). Une analyse plus complète à laquelle je me suis rallié, donnée par H. Martin (Archiv. de Phy. 1882) montre que la fibre musculaire est réductible à une guangue molle, renfermant une succession de granulations spéciales, éléments vivants du muscle (théorie granulaire). Sappey (traité d'anatomie générale. 1893) a corroboré ces faits.

Leuvenhoeck avait aussi vu les fibrilles tendineuses, et leur continuation avec les fibrilles musculaires, mais c'est Ranvier (Archiv. de Physiol. 1869-1874) qui a bien montré leur structure et leurs rapports avec les éléments cellulaires interfibrillaires. Ranvier (1873-1877) a aussi bien fait ressortir les différences entre les muscles striés blancs et rouges; les premiers étant à contraction très-brusque, et les autres à contraction plus lente; il a aussi mis en lumière, les dilatations ou réservoirs des vaisseaux capillaires entre les fibres musculaires des muscles rouges.

C'est en 1840 que Doyère observa la première fois la terminaison des nerfs à la surface de la fibre musculaire. Puis Rouget (1862) confirma cette terminaison en éminences de Doyère, sous le nom de plaques terminales ou motrices qui portent son nom; les travaux sont continués par Krause (1863), Kühne, qui donne le nom de buisson à la terminaison Gerlach (1874). Dans les tendons outre les corpuscules de Paccini-Vater, Golgi (1880) décrivit l'organe nerveux terminal musculo-tendineux ou appareil sensitif, sorte d'appareil enregistreur de l'effort.

Parmi cette masse musculaire et le tissu cellulaire, l'anatomiste sépare des éléments particuliers, les vaisseaux et les nerfs.

Les vaisseaux sont divisés en artères et en veines par les anatomistes modernes, sans compter les lymphatiques. Les premiers Grecs ne distinguaient pas les artères des veines, comme nous le montrerons dans un autre fascicule en nous occupant de la circulation.

Le vaisseau en général τὸ ἀγγεῖον, a donné la matière de l'angéiologie, ἀγγειολογία, Artères et veines étaient d'abord comprises sous le nom commun de φλέψ (phlebos); ce sont Hérophile et Érasistrate qui ont distingué les artères, ἀρτηρία; ἀρτηριῶδος τι ἀγγεῖον dit Galien; φλεβίον signifie petite veine; la veine la plus petite est connue sous le nom de ἀναθυσμός (Galien), tandis que la grosse veine est dite ἠκανθισμός (qui paraît à la surface); ἀποφυάδες (Hipp.) sont les ramifications des veines. On appelle ἐπίφλεβος celui qui a les veines apparentes, et ἀδηλόφλεβος celui dont les veines ne sont pas apparentes.

Chez les latins, les vaisseaux, sanguinis receptacula (Sen) se divisent in artères, arteriæ, et veines venæ; mais d'après eux, les artères ne contenaient pas de sang à l'état normal, elles charriaient les esprits vitaux... venula veut dire petite veine; major vena, la grosse veine; fibræ (Plin. Scrv), les plus fines veines; plus tard les limites furent appelées par les modernes, vasa capillaris. L'endroit où deux veines se réunissent est le bifurcum venarum; le terme anastomosis (anastomose) est une nouvelle détermination anatomique moderne. Un homme venosus (Cels Plin) est celui dont les veines sont nombreuses et apparentes; il est dit torus (Cels) si ses veines sont proéminentes. Chez les Arabes, les vaisseaux et veines sont ahnadid et noria. Au XVIe siècle, l'artère se nomme altère, haltère, atenrie; la veine, vaine, vainette, vainelette, veirelette, venète; les vaisseaux sont les vaysshels. On trouve des expressions comme celles-ci: estrecheza de venas (étroitesse des veines); ampleza de los venas pulsatiles (amplitude des veines pulsatiles. Si vous lisez arterias capillars, ne traduisez pas, artères capillaires, mais artères du cuir chevelu, ou de la tête.

Le sang, αἷμα coule dans les veines, c'est le suc, la sève de la vie, τὸ ἔαρ, ἦρος, εἶαρ; lorsqu'il sort d'une blessure c'est ὁ βρότος qui se coagule et donne ὁ θρόμβος, un caillot, ou une masse coagulée ἡ πάχνη; au contraire si la blessure porte sur un vaisseau, il y a un jet de sang αὐλὸς αἵματος; si c'est un épanchement ou un flux à l'intérieur, on se trouve en présence d'un αἱμάς. Le sérum du sang est ὁ ἰχῶρ ou ὄρρος.

En latin, on trouve le sang, sanguis (Cic. Plin) dans la circulation sanguine, cursus sanguinis (Celse) ; le terme hœma a été tiré du grec. Pline appelle le serum, la partie aqueuse ou liquide du sang; cruor est le sang qui coule. Le caillot se nomme blatta (Gloss.), globus (Or.), crassamentum sanguinis (L. M). En 1147 nous trouvons l'expression sanguina; en 1445 le caillot est la sanglomée, le cruor, tames. Ascer (Gloss. amiciensi. MS) signifie sang. Au temps des Alchimistes, le sang est quelquefois signalé sous les vocables spaul, altambus. Au M. A. nous trouvons les mots: sains, sainc, sank, sanc, sancs; correnza de sanc, corremen, escorremen de sanc, signifient flux de sang; et cruour, crueur le sang sorti d'une blessure.

Les anciens ont confondu sous le terme νεῦρον, νευρά (attique), le tendon, muscle ou ligament; νεῦρις est une petite corde, νευρίον un petit nerf. νευρώδης signifie nerveux ou fibreux, νεύρινος, fait de nerfs. Cependant Aristote distingue les vrais nerfs sous le nom de πόροι τοῦ ἐγκεφάλου, issus de l'encéphale, et Galien donne le νεῦρον αἰσθητικός (nerf sensible) et le νεῦρον πρακτικός (nerf moteur).

En latin nervus (Cic. Celse) a le sens général de neuron; les extrémités des nerfs sont les clausulæ nervorum summæ; les latins ont aussi eu les nervi duri ou nerfs du mouvement qu'ils croyaient provenir de la moelle épinière, et les nervi molles, pour les sens, qu'ils faisaient venir du cerveau. Plus tard, les nerfs s'appelleront nervora; nerviceus signifiera cordon de nerfs. En vieux français, nous avons les niers; nierfs motifs ou motis (Mondeville); sept pareils de nerfs (Guy de Chauliac) signifie sept paires, la nerveure est l'ensemble des nerfs. Mais les expressions nervu, nervios, nervin, signifient nerveux ou musculeux. Hérophile avait donné aux nerfs le privilège de la sensation, il les appelait πόροι, parcequ'il les croyait creux. Nous donnerons une étude à part, du système nerveux.

*

Quand on a ensuite extrait les viscères dont nous ferons un fascicule à part, il ne reste que les os et les articulations.

Chez les Grecs, l'ὀστεολόγος ou ramasseur d'os, ne recueillait guère que des ossements, τὰ ὀστέα, séparés; posséder une partie de squelette était une rareté; cependant l'ostéologie ἡ ὀστολογία ou ὀστεολογία, était la partie la mieux connue de l'anatomie. L'os est ὀστέον, ὀστάριον l'osselet qui sert à jouer (astragale du mouton); ὀστεώδης signifie osseux ; ὀστέωσις, ossification. Les os sésamoïdes σησαμοειδῆ ὀστέα, mais seulement connus des grecs modernes. Ils connaissaient le périoste, ὁ περιοστεύς, avec l'épithète membrane ὑμήν (Gal.) ou ὑπεστωκιός. Le corps ou diaphyse de l'os διάφυσις, portait des excroissances, condyles, κόνδυλος et ἔκφυσις; il pouvait s'allonger et amincir en cols, αὐχένες ; il possédait des apophyses, ἀπόφυσις (τὰ κυνόλοφα, pour les vertèbres); l'apophyse coronoïde, à tête ronde κορονόν, s'engageait dans une cavité osseuse correspondante ὁ βαθμίς ; de notion plus récente, nous trouvons l'épiphyse ἐπίφυσις, la moelle s'appelle ὁ μυελός.

La racine latine semblable, donne os, qui fait ossa ou ossua au pluriel; ossiculum (Plin.) osselet, correspond à l'ostarion des grecs. Vigèce appelle les parties osseuses loci ossui, et Celse dénomme testæ les esquilles d'os. L'ostéologia est nécessairement la partie qui s'occupe de l'étude des os. Le périoste, membrana periostios, est nommé periosteon par Cœlius Aurelianus, et circumossalis (Aëtius). Les apophyses osseuses ou excroissances sont désignées sous les noms de processus ou tuber (Celse); les modernes ont latinisé les mots grecs, apophysis, epiphysis (99 fois: appendiculum), ecphysis et diaphysis, aussi condylus (Capelle). Au M.A. l'apophyse se nomme projectura, proctez (Th. Gelie), éminence. Le canal médullaire est la fistula qui contient la medulla. Medullitus (Var.) signifie jusque dans la moëlle ; osseus (Arn.) osseux ou dur comme un os (Pline); sisamina ossa, les os sésamoïdes, petits comme une graine de sésame. En bas-latin, nous trouvons ossum pour os, et ossuum pour ossements.

Les livres Hippocratiques indiquent 109 parties osseuses, et déjà Mondeville (chirurgien de Philippe le Bel) nous dit : les os de tout le corps fors les os fussamins (sésamoïdes) sont en nombre 203 ; pour lui, l'apophyse est un additement à l'os. Au M.A, les étudiants peuvent étudier leur ostéologie avec les tulipes de St Innocent (os de morts). les os s'appellent oissiaus, osseaus, oissemente (ossement), otz, ols, ous, ossa, hoza, hosa, osses, osson, ossel, osel, oiscel, osselet, osset, osseleg, ousselet ; les vertelles sont les extrémités des os en rapport dans une articulation; les parties oiseuses (Brun de Long Bore) sont les parties osseuses ; les esquilles se nomment satagia.

Claude Bimet fait de l'anatomie proétique (Questions anatomiques des os et muscles du corps humain. Lyon. 1644):

> Tous les os sont deux cent quarante sept, en somme;
> Cinquante-neuf au chef, au tronc soixante huit,
> Des articles le nombre à dix-vingts est réduit,
> Si j'ay fally, lecteur, exuse: je suis homme.

Les ouvrages d'anatomie moderne, indiquent 206 os pour le squelette adulte, sans les vormiens, sésamoïdes et rotules. C'est qu'en effet chez l'enfant, certaines parties osseuses n'étant pas encore soudées, il semble y avoir beaucoup plus d'os. Galien qui connaissait 8 os au carpe et 7 au tarse, considérait aussi l'acromion comme un os à part, ce qu'ont répété après lui, Paul d'Égine, Lanfranc, Hermondaville, erreur réfutée par Guy de Chauliac. Ce sont Ch. Estienne, et P. Franco (Lyon. 1561) qui, avec des liens artificiels, ont les premiers reconstitué le squelette pour mieux connaître la situation respective des os et leurs mouvements. Coiter (1570) expose assez clairement la formation des os. Antoine Misald (Paris 1567) remarque que l'ingestion de garance rougit la substance osseuse, fait qui devait servir plus tard à l'étude de l'accroissement des os. Severin Pineau (1597) et Sanctorius (1626) rendent les os souples comme des cartilages, en les faisant macérer dans du vinaigre ou des acides, premiers essais sur la constitution de leur charpente organique. En 1743, Duhamel du Monceau, par des ingestions espacées d'aliments mélangés de garance, prouve que les os sont formés successivement de lamelles concentriques, puis avec l'expérience du fil d'argent placé sous le périoste, admet que l'os s'accroît en épaisseur par extension des couches; Hunter perfectionnant le procédé, montre que l'accroissement a lieu par addition de couches sous le périoste, et excavation du côté de la moëlle; faits approuvés par les expériences de Flourens au XIXe siècle, et corroborés surtout par les beaux travaux de Ollier (Lyon.) dès 1873.

En 1734, l'anatomiste anglais, Havers, montre que les os sont parcourus par des canaux où pénètrent les vaisseaux; il étudie les lamelles osseuses (déjà vues par Gagliardi) et qui entourent concentriquement les canaux auxquels on a donné son nom. Lassone et Deutsch (1834) en font une étude plus approfondie. En 1834 Purkinge découvrit sur des lames minces d'os secs, des corpuscules osseux, qu'il crut être des corps solides, mais que Doyère (1842) montra être des cavités remplies d'air, ainsi que les canalicules qui en naissent, et qui furent étudiés encore par Tood et Bowmann (1845); on les a nommés depuis ostéoplastes. Virchow (1850) montra que dans l'os frais, dans la cavité existe une cellule, dont Ranvier et Renaut ont mis en évidence les prolongements et les anastomoses se faisant par les canalicules. Nous devons aussi citer les recherches de Chevassu et Tourneux (1881), Zacchariadès (1889-1890), sur le même sujet. En 1867, Sharpey a découvert des fibres perforantes d'origine conjonctive, partant du périoste et se perdant dans la substance osseuse après calcification; Ranvier les a appelées fibres arciformes.

La moëlle osseuse a été bien étudiée par Robin (1849) qui y a décrit des medulocelles (cellules migratrices pour Ranvier, Bizzozero et Morat), et des myéloplaxes, cellules à noyaux multiples, cellules géantes, à côté desquelles

Bizzozero a trouvé un type intermédiaire dit cellule à noyaux bourgeonnants ; ces myéloplaxes étant des agents de destruction de la substance osseuse, Kölliker (1873) leur a donné le nom d'ostéoclastes ou ostoclastes. A côté Gegenbaur (1864) avait trouvé des cellules fixes, abondantes dans les os en formation, et qui elles, édifient la substance osseuse ; il leur a donné le nom d'ostéoblastes.

Le cartilage, ὁ χόνδρος, cartilago (Celse), se trouve aux extrémités osseuses articulaires ou forme des parties à part, dites cartilagineuses χονδροφυὴς, χονδρώδης, ἔγχονδρος, cartilagineus (Pline), cartilaginosus (Celse). Le mot chondrilogia, étude du cartilage, est d'origine moderne ; mais les termes συγχόνδρωσις, synchondrose ou articulation cartilagineuse, et χονδροσύνδεσμος, ligament cartilagineux, sont anciens.

Mondeville appelle la tête cartilagineuse des os, additement cartilagineux ; les termes trouvés sont cartillage et chartilage, puis communément, tendron, tendrum, tendroum, tenron, tenrum, enfin faux vaux, cartilagineux se dit : cartilaginos, cartilaginous.

L'histologie du cartilage, la relation avec la formation osseuse, sont des données tout à fait modernes ; les termes : chondrine, perichondre, chondroplastes, ont été tirés du grec.

Les ligaments qui unissent les os, ont porté les noms de δεσμός et de σύνδεσμος, d'où l'on a fait desmologie et syndesmologie (partie de l'anatomie qui les étudie, dans laquelle s'est signalé Weitbrecht) ; ligamenteux se dit aussi ἰνώδης, ἰνοειδής, car les petits ligaments déliés s'appelaient ἶνοι, (de ἴς fibre), d'où Mar. Empiricus a dérivé ina, membrane très-mince.

En latin, le ligament articulaire prend les noms de : habena (Celse), ligamentum (Aug.), animalia vincula (Cic) ; plus tard viennent ceux de : nervum colligantem, colligamen, copula, syndesmi, alkacab (arabe), au M.A : accouples et lygamens. Les modernes ont décrit la capsularis ligamentum, et c'est Paracelse qui a introduit le terme synovie.

Les articulations ont été assez bien étudiées par les anciens qui étaient versés dans l'art de réduire les luxations. L'articulation ou jointure, τὸ ἄρθρον, ἡ ἄρθρωσις, ἀνάρθρωσις, endroit des membres où les os se joignent à d'autres, par l'intermédiaire des ligaments, doit être distinguée de la σύνταξις ou assemblage des os dans leurs rapports ; ἀρθρίδιον désigne une petite articulation ; l'union ou la jointure s'appelle encore σύμβλησις ou διαφυή.

Galien avait distingué les articulations en mobiles διάρθρωσις, et immobiles συνάρθρωσις ; dans les premières on plaçait l'ἐνάρθρωσις à surfaces sphériques ; l'ἀρθρωδία, à surfaces planes ; la γίγγλυμος en gond ou charnière ; la τροχοειδής (roue), articulation en rotation seule possible. Les cavités articulaires s'appelaient : γλήνη (γληνοειδής) glènes, ou lorsqu'elles étaient rondes, cotyles, κοτύλη, κοτυληδών ; quelquefois σχάφιον (petite baignoire) ; celle de la hanche était aussi l'ὁ κύβος ; on appelait ἄμβων, tout rebord de cavité cotyloïde, d'où par extension le nom d'ambones donné aux rebords sourciliers. On trouve aussi le terme σύγκαμψιν pour courbure, jointure ou articulation. Platon appelle δι τῶν ὀστῶν ξυμβολαι, les emboitures des os ; Galien ἀντέμβασις, l'insertion mutuelle de deux os ; l'articulation en cheville γόμφος (gomphose des dents).

Ces termes ont été latinisés en : diarthrosis, enarthrosis, gynglimos, arthrodia, synarthrosis, etc. Au M.A., on disait dearticulatio pour diarthrose, et coarticulatio pour synarthrose, cotyle pour cavité articulaire ou glène, dont les rebords s'appelaient obbrues, ambones et ituez lorsqu'ils étaient plus abaissés. Les articulations étaient les articula, acrolilia, juncta (1250) ; Papias appelle acrocheria, les ligatura articulorum. Les latins modernes ont nom la trochoïde, axea commissura ; la gomphose, cardinamentum ; Spiegel a créé les termes syntenosis (articul. où les os sont réunis par des tendons, comme pour les os sésamoïdes et la rotule), et synymensis (articu. où les os sont réunis par des membranes, comme les os du crâne du nouveau-né.)

En latin pur nous trouvons des expressions spéciales : articulamentum, articulus, junctura, compages (Pline), compaginatio (Gloss.), compactio membrorum (Cic.), loci commissurales (Vég.), molles commissuræ (Cic.), articulations souples. La cavité articulaire est l'acetabulum. Condylus signifie quelquefois articulation ou jointure (surtout pour les doigts), mais pour Capel, c'est spécialement l'éminence articulaire ; nodus (nœud), signifie quelquefois article, articulation, ou plutôt internodium ; artus signifie aussi bien articulation que membre.

En vieux français dérivent directement : article, articule, commissure. De nodus, viennent : nodatio, nodation ; niccio, nectacio, viennent de anneaux. Nodeux, neu, nous sont les saillies osseuses articulaires. De junctura dérivent junktura, junta, jouta, jointe, joynte, juinte, guinte, guinture, joingture, jointure, enjoincture (1626), enjunction (Bernard de Gordon) ; puis joug, jou (de l'espaule) ; Paré appelle pixide la cavité articulaire. Le pli articulaire prend les noms de ployen (1556), plet, polex, plois, ploy, proples, ploich, plieure, à étymologie facile. Enfin on trouve encore pour l'articulation, les termes : annexio, vertel, colligangia dels membres, frachisa (?).

De nombreux termes médicaux sont dérivés du grec, arthron, tels que arthrologie, arthrite, hydarthrose, etc.

Les modernes avaient composé 4 classes d'articulations : synchondroses (union par cartilages) ; synevroses (union par ligaments) ; syssarcoses (union par des chairs) ; meningoses (union par des membranes) ; on rencontre aussi ces expressions grécifiées, comme syssarcosis. Winslow, aux diarthroses et synarthroses, ajouta la classe des amphiarthroses (articulations semi-mobiles de Bichat). Si Paracelse a créé le mot synovie, c'est Havers (1734) qui a le premier bien étudié les glandes synoviales (mucilagineuses ou articulaires) et l'humeur synoviale.

*

La tête, κεφαλή, ou κεφαλά (dorien), caput ou testa (Aus.) qui signifie aussi crâne, prend au M.A les noms de cephal et cephas. Elle porte, rarement, le nom de κάρα, καρή, κάρητος, κάρητι, κάρυον, ou cara, qui signifie plutôt visage. Elle portait encore en 1509, le nom de testa, qui a donné les dérivés teste, testelette, tes, ties, teg, teeste, tiest, test (testüot, qui a grosse tête. De caput, il y a eu : cap, kap, capeliawe, capusse, caboce, caboche, puis, cavece, cavèche (XII° s.), chevece, chevesce, quevèche, hévèce, cabasset (Ch. Estienne) ; encore pourrait-on dériver ces dernières de la seconde signification latine de caput (chef), d'où : chef, chief, cief, kief, chep, chept, chieup, chup, chier. On trouve aussi les expressions vulgaires : hure, cermonière, rotunditas, comblette, dont la valeur s'explique facilement ; puis tronche, mot resté dans l'argot avec Sorbonne. Au M.A, cosne, signifie à la fois, tête et cervelle. Bordeu, dit que les anciens caractérisaient la tête, comme la métropole de la pituite.

Le crâne est la boîte osseuse de la tête ; il était ravi aux ennemis tués, pour servir de coupe dans les festins, d'où le nom κρανίον (crâne ou coupe) ; quelques auteurs, moins dans le vrai, ont cherché l'étymologie dans le mot κράνος (casque) ; le mot κρας, qui signifie à la fois, tête et bord de coupe, est peu usité. Le crâne est encore désigné σκύφιον (tasse), ou σκαφίον (petite baignoire, mais cette dernière expression représente surtout la calotte, qui recouverte de cheveux est dite τριχωτον. La calotte crânienne καμαρα, signifie chambre voûtée, de même que l'épithète donnée au crâne, ψαλιδοειδής vient de ψαλιδόω (voûter, cintrer).

Le crâne était divisé en 3 régions : 1° la partie antérieure ou bregma, βρεχμα, βρεγμα, βρεχμός, βρεγμός ; la place qui se dénude une des premières, se nommait λιοσομα. 2° la partie moyenne, μεσοκρανιον, ημικεφαλιον, ημικρανιον, dont le sommet κορυφή vient de κόρυς, (casque d'airain, tête). 3° la partie postérieure ινιον, ou κοττις (Hipp), κοτυλον, οπισθοκρανιον (Paul d'Égine), ὀστεόκρανον, enfin κατ' ἄκρας κεφαλῆς (Poll.). Les Grecs connaissaient aussi le péricrâne, περικράνιος χιτών (membrane) et l'épicrâne ἐπικρανον.

Chez les latins, le crâne, volubilitas capitis (Or), porte surtout le nom de calvarium (Appul.), calvaria (Cels.), calva (Liv.), venant du verbe calveo (devenir chauve); au M. A. on trouve calvarius, puis on dérive du grec, cranum, cranctum (1330), craneum (1355); enfin les latins modernes ont fait cranium. Le mot testa (vase de terre, coupe, écaille), signifie crâne pour Ausonne; il se transforme en textus (1364), et l'expression testudo (crâne et écaille de tortue), indique aussi l'analogie; le terme camarion, provient du grec camara.

La partie antérieure sinciput (Isid. Phil.), d'où nous avons fait sinciput, porte les noms de pars prior capitis (Plin.), et plus tard anticiput, prora, (proue de vaisseau, avant), prora capitis, prora imbri; iafus chez les Arabes. La partie moyenne, coelum capitis (Plin.), medium testae (C. Aur.), vertex (classiques), vertex capitis, pignon (M. A.), porte en arabe le nom d'alisema, tandis que la calotte s'appelle almesfast. La partie postérieure occipitium (Cels.), plus rarement occiput (Pers.), adversa pars capitis (Cic.), fut désignée plus tard sous les noms d'occipitala capitis, lamoda, puppis (poupe de vaisseau), puppis cerebri, inion, occipici, fundum (1376); en arabe alcasa, en arabiste camaduci (de camara); le péricrâne est devenu pericranion, almochati (arab.) La doublure du crâne, ῥαφή (glossi suture), devient diploë et meditullium pour signifier la partie moyenne des os du crâne ou table interne, vitrea tabula.

En vieux français le crâne porte les noms de calvaire (crâne blanchi), cauvaire, crapana; puis tét, tez (Ch. Estienne), prot de la teste (Guy de Chauliac), cabasset, prot de nuit; comme dérivés du grec: cran, cranion, crannion; chenuel, issu de chenu; hanepier, henepier, même racine que hanap. La partie antérieure est le bregme (Joubert-Paré), haterel; le sommet cim, sim, cima, sima, suc, suque, zuquel, vertiz, vercaupe (1396), compel.

Les os du crâne ne furent bien connus qu'avec l'école d'Alexandrie. Le frontal ou coronal, est appelé μετωπίδιον (Hipp.), et μετωπιαῖος (Galien); on le nommait encore στεφανοειδὴς ὀστέον (os porte-couronne). C'est le frontis ou coronale os, encore os prorae (de l'avant), rationalis os (de la raison), sincipitis os, inverecundum os (orgueilleux); alsamach ou alsemach en arabe. D'après Riolan, les sinus frontaux servent à rendre la voix résonante; d'après d'autres, ils retenaient les odeurs, pour certains ils amassaient des excréments séreux qui se déchargeaient dans les glandes lacrymales.

L'os pariétal, est le βρέγματος ὀστέον. Ces os forment des parois, paries, ossa bina parietalia; ce sont encore les arcualis ossa (qui forment voûte).

L'occipital, λαββοειδη (qui forme le λ), ou os pyxidis (coffret), puppis os (d'arrière). Le temporal ou os squameux (en écaille), se nommait κρόταφος ou κορταφο (κρόταφοι au pluriel), ou encore λιθοειδης ὀστεον (os pierreux) à cause de la partie dure que nous nommons, rocher, à la partie aigue duquel, Galien avait donné le nom de burin ou poinçon. Les latins le nommèrent lithoide os, puis petrosum os, petrosa, lapidosa, ossa schemie ; les vieux auteurs l'appellent os pierreux, os faux ou menteur (Guy) parceque conjoint en écailles. Son apophyse mastoïde, μαστοειδης (en forme de mammelle), prend les noms de processus mammifer, mamillares, alonge mamillaire (Ch. Estienne) ; tandis que son apophyse styloïde (mod.) est nommée processus belemnoïdes, ou p. belenoïdes, beloïde (de βηλος, pointe. dard), calamoidi ossa (en forme de stylet à écrire).

Le sphénoïde a été distingué pour la première fois par Eudème. On lui a donné le nom de σφηνοειδης ὀστεον, parceque il forme comme un coin (σφην) entre les os du crâne ; les Grecs l'appelaient encore αζυγης (sans pareil) à cause de sa forme compliquée. C'est l'os qui a porté le plus de noms. Celse le nomme os basis cerebri, os palati. Ensuite vinrent d'autres noms tirés du grec, hyperoa (palais buccal), sphenois, sphenoiede firmata. D'origine latine cunnei os, basilare os, polymorphum os, papillare os, alaria ossa (os ailé), os baxillaire (Toul.), os paxillaire, altération de basilaire. Il possède des apophyses connues de Galien, processus pterigoïdes, pterigodes, aliformis (en forme d'ailes), et des processus clinoïdes (en forme de lit). Os du palet avec ses ailes (Ch. Estienne). Les anciens le croyaient percé de trous pour laisser passer la pituite fabriquée dans le cerveau. Beranger de Carpi, bien qu'ayant étudié les sinus sphénoïdaux, dit que cet os n'est pas plus percé de trous que l'ethmoïde. Cependant l'opinion ancienne subsista jusqu'à Conrad Schneider (1660). Elle persista plus longtemps chez certains, puisqu'encore en 1684, un anatomiste (de St Hilaire) nous sert la vieille physiologie : « on remarque la selle sphénoïde ou turcique, dans laquelle il y a une enfonçeure pour recevoir la glande pituitaire, comme aussi une caverne pleine de petits trous, afin que l'air attiré par l'inspiration soit préparé pour la nutrition de l'animal. » Ainsi le sphénoïde servait à porter l'air au cerveau d'une part, et d'autre part à laisser écouler la pituite élaborée par celui-ci.

Il en était à peu près de même de l'idée du rôle de l'ethmoïde, dont le nom, ηθμος, ηθμοειδης (en forme de crible) est caractéristique ; il a encore porté les noms de ithmocidon, spongeidea, caverna ossa, foraminulentum, colatoria ossa, colosimilia, coliforme, cribleux, cribreux. Nous signalerons aussi que les anatomistes du M.A. ont nommé triquetra ossa, les os triangulaires sésamoïdes du crâne, et que c'est Aberté (1585), et non Wormius, qui a le premier décrit les os dits Wormiens.

Les sutures du crâne sont connues depuis longtemps sous le nom de raphé, ῥαφή (fente), ou encore διπλόη (fissure), διπλοῦς (doublure), mais ces dernières expressions ont aussi été appliquées à la table interne moyenne des os du crâne. La première est la coronale στεφανίτις ῥαφή, ou στεφάνη, sutura frontæ, s. coronalis, s. arcualis; filachaliasuch (arabe); coronelle (M. A.). La suture médiane, interpariétale, ὀβελαία ῥαφή (poinçon, broche, encore ῥαβδοειδής (semblable à une baguette), devient sutura sagittalis (flèche, trait,) s. nervalis; s. virgata (baguette) s. longitudinalis. A sa liaison avec la première, elle laisse, chez les enfants, un espace mou appelé, fonticulus, fontenelle, fontene, fontaine, fontanelle, cabrols (Joubert). La suture fronto-sphénoïdale, prend le nom de cunealis sutura.

Le temporal nous présente ses sutura juxta aures. Sa suture supérieure, en écaille, λεπιδοειδής ῥαφή, λεπιδοειδῆ προσκολλήματα (accollements squameux), devient conglutinationes, sutura mendosæ (adorem mendax des arabistes), faulse ou mendeuse (Ch. Est.); sa postérieure en forme de lambda, λαμβδοειδής ῥαφή, ou sutura puppis. La suture temporo-sphénoïdale est ἐγγνοειδει.

Les os des orbites ont été nommés ὑπωπια (Hipp.), ὑπώπιον étant la partie du visage qui avoisine l'œil. Les cavités orbitaires sont désignées par κύκλος προελίβες (Rufus), χώραι (Gal.); κοῖλοι (Hipp.), κελυφος, tandis que l'orbite est ὀπαρὰ βλεφάροις περιφορος. En latin, ambonæ, ambas, représentent les rebords sourciliers; les cavités orbitaires : areulæ, orbis (Vig.), orbiculum (Arn); choree (M. A.)

Les régions temporales ont aussi un nom spécial. τα κορσεα, κόρσεα; ou ξίξαι, ὅραι; la tempe, ἡ κόρση. En latin les fosses temporales portent le nom de cavatura temporum, et les tempes celui de tempora, qui devient plus tard, templa, temples, templar, tempus (1352), tin (1459), templières, témptel, temptal. Les muscles des tempes, temporaux, ou de la mâchoire, sont les siagones ou sagionitæ, crotaphitæ. Les artères temporales furent appelées aigles, depuis Philistion de Locres. Le pulsu capitis, est la partie des tempes où bat l'artère, pulsus (1365), pous (1451).

* *

Les grecs avaient de nombreuses expressions pour exprimer l'aspect de la face ou du visage : ἡ ὑπωπή (Hom), ἡ ἐνωπή (Esch), τὸ ὄψανον (Esch) de ὁ ὣψ (ὦπος) visage; πρόσωψις; puis τὸ πρόσωπον (Plat), κότωπον (Luc.), μετώπιον (Soph.); τὸ ῥέθος signifie, visage, figure, membre; χάρα. Chez les latins, nous avons : cara, et facies, vultus signifiant l'aspect du visage. De là se dérivent : caro, chara, caraggi, chier, cher; care, carre, chère, signifient mine. Ensuite viennent: facia, fassa, facha, fatz, faichen; du latin figura (forme, figure) dérive feigura; de visus (vue, aspect), vis, viz, visatge, rizatge; de vultus viennent: vou, vot, veu, voste, vuoult, voult, vout, volt, vult, voulle, voul; puis viaire, vyaire, vieire, viere, viare, viarie. Nous trouvons encore gruguum (groin) duquel nous pouvons dériver trogne et troigne; forma n'a besoin d'aucune explication; mais d'où vient le mot moyenageux de mus, d'où probablement est dérivé museau? En latin os (oris) signifiait visage, pris en mauvaise part; nous traduirions: ta gueule!

Le front τὸ μετώπιον est recouvert par sa peau nommée προμετωπις et dont la dernière ride est l'ἐπικάνιον. on y remarque la région des sourcils ὀφρύς dont la partie éminente est nommée γεῖσος, γεῖσσον, γεῖσομα; Rufus appelle μεσόφρυον la partie entre les sourcils. Pour les latins le front, frons, est encore appelé absuat (pour absit); les latins du M.A. ont latinisé metopon, pour la partie dénudée, et les modernes ont créé le mot glabella (sans poils) pour l'espace compris entre les sourcils. En vieux francais, nous avons: frunt, frung, froncg, fronc, fronce, fronche, frontal, frontier, fronteire; frontail (1597) est une compresse appliquée sur le front. La partie intersourcilière se nomme: entrecil, antrecilz, entrecille, entrecil, intercilium, entre deux sourchieux; et par rapport aux yeux, entreil, entrueil, entroilleure, entruelleure. Les rides du front sont les fronzes et fronches et une personne ridée, porte l'épithète de froncy, fronciez. C'est Coyter qui a découvert le muscle qui fronce et rbaisse les sourcils.

Les yeux, τὼ ὄσσε (Hom), τα ὀρμματα, ἐρθρα τῶν κυκλων (Soph), οἱ ὦπες (de ὤπη et ὤφ; vue, regard, s'expriment en anatomie surtout par les termes ὀφθαλμοι, qui signifie aussi vue et regard, co.nome βλεμμαι, ὀρασιες; le contour de l'œil est ἰτῶν (Poll) En latin le terme propre est oculus, ocellus (Mart)(bel œil, œil de femme); les termes appropriés sont visus, orbes (V.Flac), orbis luminis, speculamen (Prud) de speculum, miroir), fletus (Cic). D'oculus se sont dérivés: olh, ol, oill, huethz uell, ulh, uill, eil, œil, el, els, elz, es, ex, eul, eulx, eulz, eug, eus, eugle; ielz, iex, ials, iaux, ious, heuz, huül, huéil, euil, ueil, uel, oël, oef, oez, oes, oïz, oïll, oïcill, oueulx, oueuls, œul, œuls, œils, œilz, œuil, iols, ious. etc.

Les yeux sont abrités par les paupières βλεφαρα (βλεφαρον) et βλεφαραι (C.Aur) ἐπιβλεφαρις car blépharon est employé quelquefois pour œil. βλεφαριδες représentent les paupières pour Hippocrate, et les cils pour Hesychius et Celse. ὀρχὸς est l'extrémité des paupières où croissent les cils. La paupière supérieure porte les noms de: ἐπιβλεφαρις, επικοθις επικυλις, σκύνιον, επισκύνιον, τὸ ἄνω (ou) ἄνωθεν βλεφαρον; la paupière inférieure ceux de: ὑποκύλον, ὑπόκοιλον, ὑπόκοιλης, ὑπόκυλης, κατωθεν βλεφαρον; car κοιλον, κυλα signifient cavités au-dessus de la paupière, et ὑπωπιον (Rufus), ὑπυφθαλμιον et ὑποκοιλον les cavités au-dessous; ταρσός (claie) represente la rangée des cils. Les paupières en se rejoignant forment les angles

35

oculaires ἑλκτῆρες ου κανθοι ου επικανθιδες ; les petits angles ou externes, s'appellent πηγαι, les internes ou grands angles παρωπιαι; εγκανθις désigne
le grand angle et quelquefois la caroncule qui est surtout σαρκιον ou
petite chair.

En latin, la paupière se dit palpebra (Pline), palpebrum (C. Aur); I-
sidore donne le nom de tautones, à l'ensemble des paupières et des cils:
cilium (Pl) représente le bord de la paupière, mais le pluriel cilia indique les paupières; le tarsus oculi (tarse) est d'origine moderne. Ch.
Estienne (1546) signala les glandes spéciales des paupières, que Cassérius
fit dessiner et que Meibomius (1666) décrivit exactement, d'où elles gar-
dèrent son nom. L'angle de l'œil en général, s'appelle comme en grec,
canthus, ou angulus oculi (major et minor); le grand angle est spécialement désigné sous le nom de hirquus oculi; almachain ou almachoni
des arabistes: il prend au M.A. le nom de nusque, tandis que l'externe
s'appelle coë ou queue de l'œil; choree est le nom du creux sus-palpébral.
Le terme caruncula lacrymæ est d'origine moderne, le vieux français
l'appelle carneure des paupières, tandis que celles-ci se nomment: palpe-
bre, palpibre, palpre, palpebra, palpet, palpela, pauperre, paupier, paupieure.

La glande lacrymale n'était pas connue des anciens. C'est Galien
qui en a la première idée, mais il connaît les points lacrymaux et le canal
nasal et en décrit l'usage. Vésale les signale après lui, puis Franco (1561),
Guillemeau et Alberti (1581). Les anatomistes du 16ᵉ siècle, comme Galien,
considéraient la glande lacrymale et la caroncule comme deux glandes (supérieure et inférieure), mais croyaient que les larmes étaient une pituite is-
sue du cerveau. En 1661 Sténon (en présence de Borrichius) détruisit ces erreurs et montra les vrais canaux excréteurs des glandes lacrymales, découverte vérifiée par Winslow et Monroo; Borrichius les avait nommés vaisseaux
hygrophtalmiques. Au M.A. la glande portait le nom de colatoire, plouroir;
le sac était le lacrymal del-huch. Le terme colliciæ pour les conduits lacrymaux est d'origine moderne. Une larme s'appelait δάκρυον (ou στα-
λαγμὸς), en latin lacrima, lacrimula (même racine que le grec); en vieux
français, lacrema, lagrema, lagrena.

La constitution de l'œil, organe de la vue (βλέψις) était assez mal connue des anciens. La conjonctive n'était pas connue des grecs, bien que Rufus semble la désigner sous le nom de επιδερμις; en latin, au M.A, elle se
nomme membrana agnata, m. adnata, conjonctiva, circumcualis.
La cornée κερατοειδὴς χιτὼν, est en continuité avec la sclérotique qui forme le blanc de l'œil; c'est pourquoi Celse appelle l'une et l'autre album
oculi; la sclérotique τοῦ ὀφθαλμοῦ τὸ λευκόν, est aussi nommée, κυκλώκιον,

λευχὸν, χρεμνον (souche, fondement), membranula oculi (Celse), tunica oculorum (Celse), tunicula (Pl.); au M.A. elle devient albicatus oculus, albugine obsitus, albugineus, album del huel, obier (1580), sclirotique (Mondeville - Guy), et en latin moderne albuginea oculi; la chambre antérieure camara oculi n'est que de connaissance moderne; il n'en est pas de même de l'humeur aqueuse, ὑδατοειδές ὑγρὸν, hydatoiedes, aquatus humor (Pallad), aquositas (C. aur), devenue plus tard aqueus humor, ovatus ou oviformis humor (comparaison avec le blanc d'œuf non coagulé), chymus.

L'iris, ἡ ἴρις, prend encore les noms de στεφάνη (couronne), γραμμὴ (ligne limite), iris oculi, yris, yli (M.A); il est limité par un cercle qui détache un vide, ἄργεμον (tache), argemon, arhimon (arabiste), stephanion, corona, qui forme la pupille κόρη (poupée), cora (aus.) appelée encore γλήνη, γλήνος (évasement), παρθένος (vierge), ὄψις (vue) ou φῶξ (Moschion). En latin elle se nomme pupilla, pupula (Cic), pupillus, pupus, et devient en vieux français: purnel de l'huyl, purnelle, purnele, pulnelle, pronnelle, prenelle, purnele, ana d'uelh, ploucle d'uel; puis d'ethymologie inconnue: moisse, nina. On la nomme aussi poincte de la veue, prapille, etc.

Le cristallin, χρυσταλλοειδές ὑγρὸν, décrit par Rufus, cristallinus humor glacialis humor, lumen; glacial (au M.A), était considéré comme liquide par les anciens; Rufus pensait qu'une membrane ὑμὴν φακοειδὴς, lenticulaire contenait du liquide.

Doublant la sclérotique à l'intérieur, se trouve la choroïde χοριοειδὴς χιτών, présente une coloration noire, uvée, comparée à un grain de raisin, et nommée ῥαγοειδὴς χιτών (membrane crevassée) à cause des processus ciliaires, uvea en latin. Hérophile la nommait ἀραχνοειδὴς (en forme de toile d'araignée, d'autres ἀμφιβληστρον (filet réticulé), tous la confondent avec l'enveloppe de l'humeur vitrée, de connaissance moderne. Ses divers noms sont: retiforme corpus, secundine, choroidea, aranea tela, aciniformis ou acinosa tunica, tunica uvea. L'humeur vitrée ὑαλοειδές ὑγρὸν (Th. Prisc.), vitrea pituita, hyaloiedes humor, vitreus, hyalinos, partie intérieure de l'œil, entre le cristallin et la rétine qui n'était pas connue des anciens, bien que certains prétendent que c'était la διαρυοειδες ou ἀμφιβληστροειδὴ χιτών (membrane réticulée). Au M.A. on la connaît sous les noms de retina et rethine. Les anciens, parmi les membranes (μῆνιγξ) de l'œil, en décrivaient une 4e, dite inconnue d'Hippocrate, sous le nom ἄδηλος, membrana adelos. (?).

Galien et les anciens croyaient qu'il y avait vide, ou air, ou humeur aqueuse, entre la cornée et la prunelle, de même que Celse (locus inanis), où pouvait se former une taie nommée cataracte; pour eux le cristallin ne

concourrait en rien dans cette affection, erreur qui persista jusqu'au 17ᵉ
siècle ; les chirurgiens en abaissant la cataracte pensaient ne faire que bas-
culer une pellicule. Avicenne plaçait le siège de la vision, non comme les anciens, dans le cristallin ou l'humeur vitrée, mais dans le
nerf optique. Béranger de Carpi observa que la cornée est formée de
lamelles qu'on peut séparer par maccration. Fallope (1583) découvrit
la membrane du corps vitré, et celle propre du cristallin dont il décrivit bien la forme et l'emplacement. Képler démontre que ce n'est
pas le cristallin qui est le siège de la vision, mais que les images
se projettent renversées sur la rétine (1604), observation confirmée
par Schæiner (1619), Sanctorius (1626), Plemp (1632) etc. Briggs (1671) est
le premier qui ait bien fait connaître la rétine, les nerfs optiques
et les vaisseaux lymphatiques de l'œil. Remy l'Asnier, puis Gas-
sendi (1658), Borel de Castres (1656), le physicien Rohault (1671), Werner Rolfinck (1656) assurent que c'est l'opacité du cristallin qui
provoque la cataracte et non une pellicule, cependant l'erreur persista jusqu'à ce que Brisseau (1706), Maître Jean (1707), Benevoli (1722)
en eussent donné des preuves répétées. Alors Petit et surtout Daviel
guérirent mieux la maladie en faisant sortir le cristallin par
une incision à la cornée ; il ne pouvait plus y avoir récidive par
relèvement du cristallin. Fontana, puis Zinn, Toracca, Adams,
Blumenbach, Doemling (1802) font une étude successive des mouvements de l'iris. En 1686, Nuck avait découvert les artères ciliaires
et leur rôle pour la réparation de l'humeur aqueuse.

Le nez ῥίς (ἰνός), μυκτήρ, μυξωτήρ, μυξητήρ, dont les pluriels ῥῖνες,
μυκτῆρες, désignent les narines, émonctoires ῥώθωνες (Rufus) est l'organe
du sens de l'odorat ὄσφρησις ; ὄσφρησις signifie aussi narines, et les ni-
seaux sont les ἀντηρίς (appui, soutien) ; les ouvertures des narines se
nomment ὀχετεύματα ; l'épine au dos du nez ῥινός ἄχις (Ruf.), les ailes πτερύγια. Le nez est divisé en deux par une cloison, διάφραγμα dont
la sous-cloison est κίων (colonne), le bout du nez est ἄκρη, ἄκρον ὀσφρίον,
et le dessous des narines ὑπορρίνιον, ὑπορίνιον, avec la gouttière φίλτρον.
le nez secrète du mucus μύξα, ou morve βλέννα, βλενα, ou pituite φλέγμα.

En latin le nez se nomme nasus (Cic.), quelquefois spiramina naris
(Lucr.), c'est l'organe de l'odorat : olfactus (Pl.), odoratus, odoratio (Cic.),
sensus odoris (Col.). Les narines sont nares, limitées par les ailes du nez.
alæ narium ou nasi, lapores nasi, pinnæ, pinnulæ, pinnas, pinnulas ; au M. A.
nagilles, narilles. La cloison, interseptum, cartilago naribus, imbrex narium (Arn.),

cartilago narium ; l'ouverture du nez spiramen ou pator narium (Scrib. L.) conduit aux fosses nasales, antrum narium (Isid) où sont les cornets, turbina-
ta ossa ; à l'entrée se trouvent les poils ou vibrices, crinones, grani, vibrucœ.
La ligne du nez est la columna (Isid.) et le dos, interfinium narium (Isid.
Le bout du nez, nasi primoris acumen (Luc) prend plutôt le terme pirula
(Isid.) qui devient plus tard perula et priula, et qui, pour les anciens a-
vait une particularité caractéristique : « Cognoscitur etiam omnis juvenis
de virginitate et corruptione per multa signa, ut uterque ad Pirulam nasi,
quia manente virginitate, cartilago Pirulæ nasi sensitur indivisibilis ; sed si
est violata, sensitur partibilis (Michel Scotus – De physiognomona . cap. 22).»
En d'autres termes, une jeune personne dont le bout du nez semble fait
d'un seul bloc, est encore vierge, sinon on sent le cartilage comme dé-
doublé. Au M.A, nous trouvons les termes naxo et muccatus pour nez ;
nasellus, nasiculus, nasitellus, nasicellus, pour petit nez ; en arabe les ailes
se nomment alraute. Le mucus nasal, se dit : mucus (Cels), mucedo
(Appul.), pituita (Cic. Hor. Cels), excrementa narium (Pac); athacarugi (Ar.); sti-
ria (Mart) est la goutte qui pend au nez, ou roupie.

En vieux français, le nez prend les noms de nas, nag, nascer, nais,
naso, nes, nase, naze, nairre ; les narines sont : narille, naris, nasille, na-
sig, nazille, narie, narrie, nareau, nars, nar, narra, narratz, narigola, mor-
vine ; le bout du nez, becherum ; les ailes, ailerons ; le mucus morve, vor-
ma ; les cornets olfactifs, carrunculas pendans dans las nars ; le sens olfactif, odorament (1527). Un narinart est celui qui a de larges narines.
D'après Guy de Chauliac, les collatoires sont les os du nez attenant au coronal, et l'os de la crête, l'os médian aux collatoires (os nassart. 1449).
Mondeville nous dit : Les narilles sont deux canalz montant jusques
es os du collatoire ou sont appliqués les addiments dits mamillaires. C'est
Protospatarius (VII° s) qui le premier indiqua l'épanouissement du nerf
olfactif sur la pituitaire.

Au 16° siècle, Settala, trouve qu'il doit y avoir un rapport entre
les taches et envies du nez (lusus ingenii) et celles du membre viril ;
s'il y en a sur les joues, on en trouve sur les lombes, se rapprochant
d'autant plus des parties génitales, qu'elles se rapprochent du nez.

*

Les joues se nomment παρειαι, σιαγονες; Galien appelle γναθος le
creux des joues, et la joue elle-même est γενυς, dans la partie inférieure, car le même mot désigne le maxillaire inférieur. γελασυνος représente la fossette des joues, et μῆλα les pommettes. Les épithètes φοι-
νικοπαρειος et φοινοπαρηος s'appliquent aux joues purpurines. Le nom de

39

ζύγωμα a été donné à l'arcade osseuse temporo-malaire, parcequ'elle ressem-
ble à un joug, en latin c'est l'os jugal, os de la pommette, jugale ou juga-
lis os, encore plus tard os paris (de pareia), os jugule, os zygoïde. Les joues se
nomment genœ (nom qlqfois donné aux paupières et ou creux des yeux), et
gensiœ, gueusia (M. Emp); malœ (Luc. Virg) prommes d'où le français prommettes.
Bucca (Hor) est la partie des joues enflée par le manger ou lorsqu'on souffle de la
trompette, de même buccula. En arabiste la joue s'appelle ugane. En bas-latin
nous trouvons, brancea, branchya, brancia, et en latin moderne, gamphele.
En roman, c'est gauta et gena (aussi mâchoire). Les dérivés viennent: jeuës,
joués, joie, goe, jouwe, jode, joette; le bas de la joue: joier, jouçer, joière, jouyere;
(joée est aussi un coup sur la joue). A côté sont: gife, juffle, gife, giffle (bour-
guignon), chife (wallon), guife (Hainault); gifflu signifie soufflu; les foiscles sont
les fossettes (fosselues joues). On trouve aussi le mot buffete (buffet des aliments, d'où bouffer.) De mala se dérivent: mele, pommeau, poumiau, puemel,
mel, purmiel, peumel, pommel, pommette. Enfin le terme caïs, signifie à
la fois, joue, mâchoire, dents; d'où le terme, encaisser, en argot de boxeur.

*

Les oreilles ὦτα (sing: οὖς, ὦτος), ou ἀκοαι sont les organes de l'ouïe, ἀκοή;
ὠτάριον, ὠτίον, signifient petite oreille. En latin auris (Cic), auricula, oricilla
(Cat), oricula, oricilla (Cat), organe de l'auditus (Cic), audientia, sensus audien-
di. Se dérivent: aurcilhas, aurelha (1438), auril, orailles, oreille, orelle, oreille,
oroille, orele, orelge, ouye, oye, oïe, auricule, oraylis, ouroille, ouralies, aroille; communément en comparaison des anses de vases, ances, anses. Un oreillé est
celui qui a de grandes oreilles; un haut d'oreilles, celui qui a une dureté de
l'ouïe, laquelle se nomme: audienza, augimon, auzidor, ohue, oïe, oyce, oïe,
oïée; l'audition est: oiement, oyment, œment; on peut rendre l'oï au sorg.
(sourd.).

Le pavillon de l'oreille, legula (Phil. Sid.) (petite coquille), présente une
concavité appelée conque, κόγχη, à cause de sa forme, ou ξυστήρ, conchula,
vase bombi, xyster, conca, concavitat del augiment, laquelle est formée par
une lame cartilagineuse recouverte de peau, cartilago auris (Cels), lamina
aurium (Arn), par contraction lamœ; prima. Cette partie souple et variée
de l'oreille présente des saillies et un appendice mou, ou lobe, λοβός, ῥεο-
λοβιον, πτέρυξ ou πτερύγωμα (d'aile), ou παρωτις (par suite de la proximi-
té de cette glande. En latin: lobus, ala, auricula infima, imula, oricilla,
auricula; au M.A. pulprion (B. de Gordon), fibre, mollet. Le repli curviligne
supéro-postérieur est l'hélix, ἕλιξ, εἵλιξ; tour, tortis (M.A), aurillon, aurillon;
la partie un peu convexe qui le sépare de la conque est dite anthélix,
ανθέλιξ; au M.A. gibbeuse, pignon, pinne, à son extrémité antérieure, elle

forme une fossette, scapha (baignoire). Une saillie cartilagineuse continuant
la joue, s'appelle le tragus, τράγον, antilobium, en face de laquelle est une
autre saillie, antitragus, ἀντιτράγος (Ruf). Voici une description latine : « ala,
pars auris ad tempora inclinata. Auricula, pars inferior. Alvearium, pars
interior. Astacus, auris sinus ; hujus pars, hircus, antitragus, pars opposita (Ita.
Pollux in Amalthea Laurentii...) ».

Au fond de la conque commence le conduit auditif externe, le méat
auditif, κύαρ (trou), κυψέλη (trou ou ruche) ; κυψελλα signifie trou et oreilles, c'est encore κύρων ἀκουστικός, l'essentiel de l'ouïe. En latin : transi-
tus auditus (Cels.), auditoria caverna, sensuales aurium viæ (C. Aur.), alvearium (ruche) ; puis plus tard, foramen cæcum, cyar, auditorius meatus,
alsimach (ar.) ; ruche, c-à-d le conduit où s'amasse la cire, le cerumen moderne, κυψέλιον, l'ordure des oreilles ὠτίον ῥύπος, ῥύποι ει τοις ὠσι, sordes
aurium (Cels.), marmorata aurium, puis perdor (pædor), cripsela, cripselis,
sap del orail. Au fond se trouve la membrane tympan, myrinx, my-
ringa, merinx, tambour.

Pour l'oreille moyenne et l'oreille interne, les anciens connaissaient peu
de chose, le limaçon (antrum buccinatum) avait été entrevu par Empédocle qui, d'après Plutarque, en aurait fait l'instrument de la perception,
et par Alcméon, plusieurs siècles avant J-C. Galien en avait une vague
idée, ainsi que de sa fermeture à la fenêtre ronde par une membrane.
Alcméon connaissait aussi la trompe d'Eustache, mais n'ayant pas l'i-
dée du tympan, il en avait conclu (du crâne desséché qu'il examinait)
que les chèvres respiraient par l'oreille.

Béranger de Carpi découvrit le tambour, auquel Fallope donna le
nom de tympranum, ainsi que celui de caisse du tympan à l'oreille
moyenne. Eustachi étudie bien la trompe qui porte son nom, ainsi que
le limaçon et la demie-lame membraneuse. Jacob Carpensi et Vésale commencent à avoir une idée des osselets, auditoria ossicula,
mais c'est Achillini, puis Béranger de Carpi qui décrivent bien l'en-
clume, incus, et le marteau, malleus, dont l'apophyse grêle fut décri-
te par Follius (1645). Ingrassias (1546), Colombus et l'espagnol Colla-
do, se disputent la découverte de l'étrier, stapes ; François de le Boë
découvre l'os orbiculaire ou lenticulaire, découverte que Bartholin pré-
tendit avoir faite. Le muscle du marteau fut trouvé par Eustachi
qui lui donna le nom de musculus tensor tympani, et celui de l'étrier
par Varole. Vésale a découvert le vestibule du labyrinthe, forum
metallicum ; Fallope a décrit la lame spirale, les rampes du limaçon,
la fenêtre ovale ; Coyter connait les fenêtres ronde et ovale et les canaux

demi-circulaires. Enfin le nerf ou corde du tympan, les communications des cellules mastoïdiennes (Duverney), l'aqueduc de Fallope, les canaux demi-circulaires et tous les rapports se connaissent bien à la même époque. Ce sont Stenon (1662), puis Drelincourt (1672), Perrault (Acad. d. Sc. 1677) et Duverney (1683) qui étudient les glandes cérumineuses du conduit auditif. C'est seulement à la fin du 17e siècle, qu'on a l'idée que c'est dans l'oreille interne que s'opère la sensation de l'organe de l'ouïe.

Le squelette de la face est constitué par les maxillaires ou mâchoires. L'os malaire ou pariès est le maxillaire supérieur ἡ ἄνω γένυς, tandis que le maxillaire inférieur est ἡ κάτω γένυς; la mâchoire porte le nom de γνάθος ou γναθμός; le côté de la mâchoire, joue, s'appelle γενειάς qui est quelquefois l'adjectif maxillaire. Σιαγών signifie aussi mâchoire et joue, et σιαγόνιον petite mâchoire; σιαγονίτης sont les muscles de la mâchoire; les muscles masséters, μασητῆρες μύες, massiteres; on appelle κορώνη (corneille), l'apophyse de la mâchoire inférieure qui forme le menton.

En latin l'os malarum (Celse), forme la mâchoire supérieure, mala, dans laquelle sont les sinus maxillaires, antra palati, antrum genæ (Casserius), bien décrits par Highmore (1651) qui leur donne son nom. La mâchoire en général, porte le nom de maxilla (Pl. Suet), mandibula (Hier.), mandibulum (Macr.), et même pecten dentis (Prud.), peigne dentaire, κτεὶς ὀδόντων. De là sont dérivés: maxillar, maxible, maceler, maissella, maisela, maissela, mayselha, maichela, mayssha, puis maisele, maissaite, maiscele, maixelle, maisiela, masiele, masselle, manselle, mascheure, maschoere, manchouere, manjouere, mangeoire, masquoire. De mandibula, se dérivent: mendibula, mandibule, mandibulle, mantibule, mentibule, mandible (B. de Gordon); de mentibule dérive menton; mentonière, mentonyaire (1555) valent mâchoire inférieure. De mola (meule) se tirent: mole et miula. Nous trouvons encore les termes de masquoire auquerole, charrey, caissel, cais, gonhe, visagière

Le menton γένειον (aussi barbe) est la partie inférieure de la face, ὑπήνη; son dessous s'appelle ἀνθερεών (Hipp.), qui est la gorge ou le cou pour Suidas et C. Aurelianus; le λευκανίαν, est aussi le sous-menton, la gorge, ou la fossette sus-claviculaire. En latin mentum (Pl.); mento, mentorius, indiquent celui dont le menton est saillant. Sont dérivés: gencion, mantum, mento (1363), manto (1386), mentonal, mantonal, mentonet, mentiron. D'où vient tanta (1405)? foucelé menton, signifie menton à fossette.

Les dents sont des organes bien étudiés depuis l'antiquité, qui savait

soigner minutieusement . En grec la dent se dit ὀδούς (ὀδόντος), aussi
κρατῆρας (Ruf); en latin dens, dentulus (petite dent), qui donna le mots
français dans, dent, dentelle, dentelette ; comme autres expressions au M.A.
nous avons: cane, quenne, quenotte. La rangée de dents est ὀδόντιον στοιχος
ou φραγμὸς (la double haie); c'est la denture ὀδόντες ou ἔγγομφωσις,
ordo, series dentium, dentes continui, deinciez, le dentier.

En avant se trouvent les incisives τόμικοι (τομεις) qui coupent,
κτένες petit peigne, διχαστῆρες qui divisent. Dentes medii (Pl), dentes
qui secant (Cels), d. qui digerunt (divisent) cibum, d. adversi (Cic), d. primi (Isid),
d. primores (Pl.), d. praecisores (Isid), torni dentes, appelées au M.A. duelles ou
dualles, pales, palettes (pelle), dents incisoires, d. du riz ou ris (se montrant dans
le rire), dents de laict (premières dents).

Puis viennent les canines, ressemblant aux crocs des chiens, d'où leur
nom, κυνόδοντες, κυνοδους, rapaces dentes (Veg), dentes canini (Cels.), en forme
de petites colonnes, d. columellares (Var.), columelli (Isid), qui au M.A. donnent:
cynodontes, columnelli; on les appelle aussi oeillères, dents oculaires, parcequ'on croyait que leur extraction était un danger pour l'œil.

A la suite sont les molaires, en forme de chevilles, γόμφιοι, qui broient,
αλοιγτῆρες ὀδόντες, ou meules μύλαι, dont la partie contigue aux gencives se
nomme μώμισκος; la couronne τράπεζαι (Ruf) tables; l'émail τῶν ὀδόντων
τὸ λευκὸν. En latin gemini dentes, molares (Tur), maxillares, auxiliaires. Au
M.A. marselières, écossières (1348) qui écossent; puis tous les dérivés: molar, dent
maceler, maisseller, moles, maschières, d. maschoire, mâchelière, messelière, ma-
chulleis, maschelière, maiseler, mascheler ; dérivé de caissel (mâchoire) nous avons
la d. caysalh (rom.), la d. caxau (béarnais).

Les dernières dents dites de sagesse ou du sens, σωφρονιστῆρες, celles
qui accomplissent la dentition κραντῆρες; la dent née tard ὀψιγονος; en
latin dentes intimi, sophronesteres; en arabiste: dentes atham, naquedid.

La naissance ou pousse des dents, dentition ὀδονοφυῖα; ὀδοντιασις,
qui vient de ὀδοντιάω (faire ses dents). elle se fait avec agacement et déman-
geaison, ὀδαξισμός (Gal.). En latin la dentition, dentitio ou dentio dit
Pline, où les dents tombent et sont remplacées par d'autres, dentes decidere,
aliosque suffici, qui sont les dents de la seconde dentition, renati dentes.
Il y a quelquefois des dents irrégulières que le M.A. appelle: surdent, sour-
dent, sobredent.

Les alvéoles des dents φατνώματα (panneaux, lambris), φατνια (rateliers),
ὁλμισκοι (Ruf) mortiers), βόρεια (creux ou cavernes), caverna dentis, cavatura d,
s'appellent plus tard alveoli, phatnia, botria; alhumor (ar.); au M.A. morta-
riolum, praesepia (ruche), praesepiola.

La gencive, οὖλον, au pluriel οὖλονες, οὖλαι, est en latin gingiva, gingivula (14e), qui donne gingula, gingiva, gingloia, gignia, gingia, gingina, gingivus, ingnia, gingia, dentiva genziva, genchive, angiva (rom.), jancive, gensive, gin-ive, quingive ; nous trouvons aussi gallice, cheville (1348), en arabe, alderabe. La chair des gencives a été divisée en trois parties par Pollux, ἔνουλον, chair interne, οὖλον chair externe, ἁρμος chair interdentaire, l'entredent du vieux français. Fallope appelle carnicula toute cette partie charnue. Enfin le tartre ou saleté des dents, τῶν ὀδόντων ῥυπος, περι τους ὀδόντες ὑπόστημα, qui s'é-tale en bandeau, s'appelle rubigo par Ovide ; c'est le dentalis lapis des modernes, l'alimenta tartara insontia de Van Helmont.

Les anciens croyaient que les os étaient insensibles, même les dents pour Galien. c'est Aëtius qui indique que les dents sont les seuls os sensibles, tandis qu'Avenzoar accorde la sensibilité à tous les os. Ce fu-rent Eustachi et le chirurgien français Urbain Hémard qui détruisirent l'opinion de Celse et Galien, que les dents de la seconde dentition sont formées par l'accroissement des racines des dents de lait restées sur pla-ce ; ils montrèrent que la couronne se forme avant la base et comment les vaisseaux et les nerfs sont petit à petit réduits à un filet dans la racine. Enfin c'est Bourdet (1754) qui le premier fit la retransplantation des dents.

La bouche στομα, ἁρθρα στόματος (Eurip.), στόμιον (ouverture), s'appelle os (oris) en latin ; le terme bucca, bien qu'employé par Cicéron (joue), est un mot populaire pour la bouche, tandis que osculum est un terme poëtique. Le moyen latin nous a donné : buccus, bucha, buccum, buccale ; le vieux français, boca, buche, boiche, boucquia, bouque, bouce, bouche. On trouve aussi ous (dérivé de os), et les termes vulgaires dérivés de gula (gosier), gola, goulla, gole, goule, golle, gule, gueule. J. de Meung emploie quelquefois le mot canques ; enfin en Normandie, gargamelle signifie entrée de la bouche, quoique plutôt gosier. A remarquer que si στομα est l'entrée de la bouche, στόμαχος, chez les anciens représente l'orifice supérieur de l'œsophage ou tout cet organe.

La bouche est fermée par les lèvres χειλα (χειλος, χελύνη, χελώνιον) ; le bout des lèvres est ἀκροστόμιον ou προχειλα ; la commissure ou avant-bouche, προστόμιον, tandis que la commissure des mâchoires est χαλινός (frein. Rufus). La lèvre inférieure se nomme κατωχειλον ; la lèvre supérieure ἀνωχειλον, elle présente en son milieu le φιλτρον (gouttière) mot qui signifie aussi, charme ou breuvage amoureux, elle porte aussi le nom de μύσταξ, à cause de la moustache ; νύμφη (Ruf) est la cavité de la lèvre inférieure.

En latin les lèvres se disent labra, labia (Plin.) labii, labre (Cic. Vir.), labella sa, petites lèvres; labella purpurea, lèvres de corail, et leurs extrémités, ambones, ambonas. De là sont dérivés: labias, lavias, lavras, levrete, levrelette, liepra, lepe, lippre; puis pour la lèvre inférieure: balèvre, baslèvre, baulièvre, bolièvre, bo-lieure, boulièvre, baulfre. On trouve aussi les termes. babines, badigoince, ba-digoince, badigoire; le mot roman potz, vient de postar.

Le palais ὑπερῶα, est plutôt comparé à la voûte du ciel, οὐράνισκός, οὐρανός, à une chambre voûtée, camerati concha palatina (Tort.). La concavité est l'antra palati, et la concavité, palatum, embotum (Const. Af.), hyperoa, le voile du palais se nomme tabulare palati (Veg), et les piliers caruncula. gustatus signifie à la fois palais et goût, car on supposait que là était le siège du goût, γεῦσις, gustus (Cic.). Au M.A, c'est palat, rolet, palador, paladel.

Le voile du pala. se termine par la luette, γαργαρεῶν, ou petite co-lonne de chair, κίων, κιόνιον, κιόνις, ou encore σταφυλή (grain de raisin); Rufus lui refuse le nom donné par Aristote, σταφυλοφόρον (porte grain...) et réserve le nom de σταφυλή à la maladie de la luette. Le latin corres-pondant est uva (Cels.), acinus. staphyla, uvula (1552); puis cion, cionis, co-lumna, columella, colonnette (M.A.). Isidore nomme la luette sublingium. après lui on emploie les noms: gargareon, gurgulio, curgulio, pinnaculum fornicis gutturalis. Vésale se sert des deux termes, sibilus et tintinabulum. Pour Paré, c'est l'uvule (1531), pour Bernard Palissy, la soupape de la gorge, pour Amyot, l'épiglottide. En roman nous avons vuna, lunula, d'où aussi lune; luete, huete, uete, locista, luceta, aluette. De gargareon sont dérivés: gargale, gargote, gargassane; à Mons la luette s'appelait lampast.

Entre les piliers du voile du palais, se trouvent les amygdales, dési-gnées souvent sous le nom commun de glandes, ἀντιάδες, antiades, glan-dulae, adenes (Rabelais), ou le nom d'amandes ἀμυγδάλη, amygdala. On les nomme aussi παρίσθμια, paristhmia, à cause de leur position; puis μῆλα (pommes), σπόγγοι (éponges). Celse les appelle tonsillae; puis nous avons les mots issus du mot gaulois tollae (Veg), tolle (Fest.) tusilla (Isid.): tolia, tole, tules, tolles, on trouve aussi l'expression thmos glandulae; et enfin issu de gavion (gosier): gavine, gavanus, gavine, gounha.

L'organe principal de la bouche, est la langue γλῶσσα, γλῶττα, lingua, glossa, organum oris (Frud.), présentant: le bout προγλωσσίς, prolingua; les bords latéraux παράσειρα (Ruf.); une enveloppe περιγλωσσίς; une racine κεφαλήνη; un dessous ὑπογλωσσίς, hypoglossis (plancher de la bouche); un frein ou filet ῥίζα, mem-brana lingua. Au M.A. la langue prend les noms de lengua, lenga, lingue, langhe, lange, babilloire, ranules, parties charnues à la base du frein. C'est Bel-lini (1665) qui place l'organe du goût dans les papilles.

Le tronc qui contient les organes viscéraux les plus importants de la vie végétative, est relié à la tête par le cou. τράχηλος, quelquefois λόφος ou λοφιά. Le devant ou gorge λαιμός présente un creux appelé σφαγή lieu où l'on égorge, encore nommé ἀντικάρδιον, ou λευκάνιον (Hom.). La partie en arrière ou nuque, δέρη, δειρη, δειρα, αὐχήν, μεταυχενιον, encore νοτιαῖον ῥυχόν; on nomme τένοντες les deux saillies musculeuses postérieures. L'union du cou et du menton se nomme ὑπαύχενον, et la partie basse ὑποδερη; enfin la partie qui se gonfle dans la colère χρηστήρ. L'homme au cou long est qualifié μακροτράχηλος ou δολιχόδειρος; celui au cou court βραχυτράχηλος. Le buste est le προτομή.

En latin le cou est collum (Cic. Pl.), cellum (1256), d'où dérivent: col, colet, cuel, coul, coulz, colette; en roman: cocta, coget, mozador. Le devant se nomme cerviculum (Quint), jugulum (Celse), jugulus, mentum (menton pour cou, 1245). La nuque est cervix (Pl.), cervices (Cic), oschia colli; puis d'après Constantin l'Africain dériveraient de l'arabe: nukati, nucrati, nuca, nucha, nucke, nuque, mais nuca et nucha se trouvent en roman avec zuquet. De cervix dérivent cerviz, cervis, chervis, servis, cevich, cervignal (rom). Au M.A. la nuque se nomme souvent hasterellus, hasterel, haterel, hatereil, hatereau, hateriau (Artois) Nous trouvons aussi chevecaille, chevetaille, eschevesaille, chevrice, dérivés de chevêche (tête); puis chambert, croupet; enfin: chinée, chaigne, chaignon, chignon du col, qui se dit encore oriental en roman. Pétrone nommait offla ou offla collaris, la chair du cou, et Keill, paratophia, la partie latérale la plus basse. Au M.A. le goitron (d'où goître) est la fossette au-dessous de la gorge.

Une partie bien prééminente du cou, le λύγκυθος (nœud de la gorge) est formée par la saillie du cartilage thyroïde, cartilago pectalis, et prend les noms de malum granatum, pomum granatum (Mondinus), adama pomum (pomme d'Adam), morceau d'Adam (Paré), nœud de la gorge, nou.

Faisant partie du cou, nous trouvons l'os hyoïde ὑοειδής (semblable à un porc), encore ὑψιλοειδὲς ὄστεον (semblable à ψ), λαμβδοειδὲς (comme un λ), nommé aussi par Hérophile παραστάτην (assesseur), parastates. Notons aussi la glande θύμος, thymus; glandium, caro addita, phagoue (A. Paré). L'os hyoïde a pris les noms de: os gutturis, infima os xenophori, brochum, os lande, pharyngethron.

La colonne vertébrale est la ligne de soutien de tout le corps, nous devons donc l'examiner en premier; on l'appelle encore épine dorsale ἄκανθα, ou ἀκνήστις (en pointe), νωτιαια ἄκανθα, ou κτείς (peigne), ou rachis ῥάχις, ῥάχετρον;

les bosses ou aspérités formées par les vertèbres se nomment κυνόλοφα (Pollux).
Dans son ensemble, la colonne vertébrale forme courbure ὀπισθοκύφωσις, et elle
présente à son intérieur, la moelle épinière ῥάχιτης μυελος avec l'épithète
νωτιαιος (venant du dos); aussi αιων, νωτιαια.

En latin, spina (Virg. Col), quelquefois nodus (nœud ou vertèbre), puis plus
tard spinæ apex, serasœre. La spina sacra (Suet) est l'os sacrum. Les ligaments sont les commissuræ rachytæ, et les muscles, musculi rachytæ ou spi-
nales. La moelle épinière spinalis medulla (Macr), medulla e dorso (Pl), dorsæ
medulla se trouve dans le canal rachidien, sacra fistula.

En vieux français, l'épine dorsale, espine, prend les noms de vertiz,
nucha, nuca pour la partie cervicale, et pour le dos, esquina, esquenia (rom.)
eschine, akine, achine, eskine, esquine, chine, d'où échine; tergne, haie du
dos (1442), espine médullaire (Paré). La moelle se nomme en roman: meola,
mezolha, mealha, melha, muelha, mezola, megolla, mezolhia; en vieux français: mouelle spinale, medulle de l'espine (1559).

La vertèbre porte le nom général de σφονδυλος ou σπόνδυλος; αστραγά-
λον (dés) pour Homère. En latin vertebra (Cels. Pl.), vertibulum (bact), verti-
cillum (glos.), verticula (Luc. Fest), verticulus (Sol.), spondylus, sphondylus (Pl);
puis plus tard nodus (1341), spondylon, d'où espondilh et spondilh en
roman (arvnilhas dels espondilhs, anneaux des vertèbres); en vieux français, esponde, espondille, spondille, verticule, vertibule, vertevelle, veetvelle,
roelle; les apophyses sont les excressences.

Les vertèbres du cou ont des noms spéciaux, αστράγαλος, κυβος, στρόφιγξ (pi-
vot) ou στόφεις, nodosa ossa, alfetor (Const. Af.). Septem vertebræ in cervices (Cels), réunies
par les commissuræ cervicis (Son) ligamento. La première vertèbre ατλαντιον, atlan-
tion, atlas, avec ses cavités glénoïdes, γληνοειδης; 2ᵉ οδόντα, à cause de son apophyse en dent οδους ou οδοντοειδης απόφυσις, s'appelle encore επιστροφεύς (certains auteurs nomment ainsi la première) epistrophea, son apophyse se
nomme aussi αξων, κυρενοειδης; en latin axis, dentom, dentata, apo. odontoï-
de, ap. pyrénoïde. Certains auteurs, à faux, nomment la 3ᵉ, axis.

Les vertèbres dorsales, serratæ spinæ, n'ont pas toutes un nom spécial.
Certains nomment la première lophia, λοφια, λοφαδια (vertèbre de la nuque);
la seconde: axillaire, μασχαλιστηρ; les huit autres sont costales; la onzième,
arrepis; la 12ᵉ diagoster, où passe le baudrier ζωστηρ.

Le squelette du tronc, présente en avant, opposé à l'épine dorsale, un os,
στέρνον, os sterni (Cels), pectoralis os (Cels), ossa pectoris, sternon, pecten (peigne),
alcangiari ou alchangeri (ar.); lequel possède en bas, une expansion cartilagineuse, Ξιφοειδης, επιφυσις ou χονδρος, cartilago ensiformis, os ventriculi,
mucronata, chondros xyphoeides, cartilage xyphoïde, addition scutiforme (Guy),

forcelle, pomme de grenade, écusson, coustelet, tendron du creux de l'estomac. Cet os furculaire (A. Paré) ou sternum, est encore appelé brechet, bri-
chet, bruschet (1385).

L'épine dorsale et le sternum, réunis par les côtes, dont l'ensemble
s'appelle κτείς (peigne), forment la cage thoracique. Les côtes sont par-
tagées en supérieures πλευραι et inférieures νόθας. La 1e et la 2e se nomment αντιστροφαι; la 3e et la 4e: στερεαι; la 5e et la 6e: στερνιτιδες;
la 7e et la 8e: παρασύραι. La première côte thoracique porte aussi le
nom de κατακλιδα, et κατακλεις est le cartilage d'union commun au
sternum, à la 1e côte et à la clavicule (Gal), κλεΐδj (clef). Le nom commun de côte, est: πλευρα, πλευρον, πλευριον, σπάθα. En latin, les costæ
forment une claie, crates spinæ; on les divise en legitimæ et illegiti-
mæ costæ, vraies et fausses côtes. mais pour les fausses, mendeuses
ou faulces, les anciens en comptaient seulement 4, dites aussi,
notæ, spuriæ, mendosæ; la 1re côte seule avait un nom spécial, sub-
clavium ou cataclida; on appelait capitulatæ costæ les côtes arrondies
à l'extrémité; et tendrons des côtes, les cartilages costaux.

La partie antérieure du trone se compose de deux parties, comprises par les latins sous le nom commun de venter (ventre), le
supérieur étant la poitrine et l'inférieur l'abdomen. D'après Mnésithée
(v. Oribase), le ventre supérieur ἄνω κοιλίαν est l'estomac, et le ventre inférieur κάτω κοιλίαν, le gros intestin.

Le mot θώραξ (ακος) signifie à la fois, tronc, buste, poitrine; c'est
toute la cage thoracique. on lui donne encore, par comparaison, les
noms de χέλυς (tortue), κιθαρος, κιθάρα (Hip. Gal) (cithare). Le pourtour de
la poitrine est le περιστέρνιον; le haut ἀκροστήθιον, car στήθιον signifie petite poitrine, στηθος ou προστηθος devant de la poitrine; la
région cardiaque porte le nom de κηρ; le creux sous-sternal s'appelle
περικαρδιον, προκαρδιον, καρδιαν, φρένες, αντικαρδιον (Ruf.).

En latin, thorax fait thorax, thoraca (Ennod); cassa pour l'alloge, dérivé de l'arabe cas; encore sinus, puis arca, orca (Const. Af.). La poitrine.
venter superior, prend le nom de pectus (Virg), avec le diminutif pectusculum; la partie bombée est la carina pectoris (Plin), ampla pectoris; la paroi murus pectoris (Pl.); les fibres ou muscles, expuncta (Isid); une poitrine
musclée se traduit: pectus toris luxurians (Virg), musculorum toris numerosum
pectus (Col). De là dérivent: petrina (1181). pectrina. poitrina (1354), poitron (1371).
bombasium (1482) a une étymologie toute indiquée; le mésogastre se nomme
albere en arabe. On trouve aussi le terme de gremium, pour sein, giron.

La fourche supérieure, creux sus-sternal, est la furcule, forcela, forcoil, d'où fourcelle, fourchette. Près de l'appendice xyphoïde, au creux de l'estomac est la fource inférieure, anticardion, sphagen, leucardion, scrobiculis cordis, qui devient forciel, forcel, fonthel, fourchiel, forcette, forcèle, focette. Au M. A. le thorax, thorace, corselet, se dit aussi, antibust, pour les creux sus-claviculaires, salières; la poitrine devient: peige, petrina, pectrina, pectrine, petrine, peterin, poitrine, preitreine, protrine, pointrine, proitrine, poctrine, poictrainne, poytraine. Nous trouvons encore pour la partie mammaire, pieytz, peitz, peich, piech, piet, pis, piz, pit, pix, peiz, pet, pec, picit; en roman on dit: estreha del picho, étroit de la poitrine.

La portion costale se nomme πλευρόν, πλευρίον, εμπλεύριον, et la partie entre les côtes, μεσοπλεύριος, μεσοπλεύρος; les muscles intercostaux, μεσοπλεύριοι μύες (Gal.); la plèvre πλευρά, signifie aussi flanc et côté; un εὐπλεύρος est celui qui a la région costale ample. Costa, signifie aussi bien, côte, côté que flanc; dérivent: costa, costatus, costato (1348), costatz. La région costale se désigne encore sous les noms de mesopleuria, intercostalia loca.

*

Le ventre inférieur ou abdomen, porte quelquefois les noms de: γαστήρ, γαστερος commun à l'estomac, ou κοιλία (Ruf) commun aux intestins, ou mieux à l'intérieur du ventre, bien qu'Aristote désigne ainsi la région stomacale. L'abdomen se nomme encore νηδύς. On y distingue: la région épigastrique, ἐπιγάστριον (Arétée), et la région hypogastrique ou bas-ventre, ὑπογάστριον, ὑπογαστρίδιον, qui porte encore les noms de ὑπήτριον, ἤτρον, κῶλον, ou de νείαιρα νείαιρῃ, la partie la plus basse, limitée latéralement par l'aine βουβών (aussi bubon). Au centre se trouve l'ombilic ομφαλός dont le milieu se dit ἀκρόμφαλος, tandis que la région se nomme κρόταφοις (qui est aussi le nombril du nouveau-né); le rebord du nombril se dit κορυφάς, la région voisine κατόμφάλιος; la peau de la région s'appelle vieille, γραῖα parce qu'elle se ride chez les vieillards. Le flanc qui limite latéralement la région abdominale porte, dans sa partie supérieure le nom de πλευρά ou εμπλεύριον; plus bas jusqu'à l'os iliaque, celui de λαγών; et au-dessous des fausses-côtes celui de κενεῶνες (de κένος, vide, espace); sous les côtes est la région des hypochondres, ὑποχόνδρια. La région du pubis ἐπίσειον, ἐπίσχιον, εφήβαιον, se désigne encore sous le nom de ἐπικτένιον (ce qui reste attaché au peigne du cardeur, à cause du poil), d'où aussi le nom de κτείς (peigne) chez les femmes. Le périnée se nomme πλιχάδες.

Le venter inferior, abdomen, alvus (Cels.), levra (Luc.) ventre, sacoche, panse gaster (C. Aur), se distingue en: epigastrium, epomphalion (Fulg). mirach (arabe), et en hypogastrium, imus venter, imum abdomen, imæ partes ventris, ima pars v, dreman, subventrile (M. Emp); encore uter, utriculus (petit-ventre); d'où plus tard les expressions, subventrilis, submen. Au M.A. wamba, ambufilla, ambusilla, hypogastrion, hypogastra, temor. La région ombilicale, umbilicus ventris, nous présente le nombril, umbilicus (Liv), omphalos (rare en latin), d'où: acromphalium, umbilici medium, en arabe alborati. Au M.A., le nombril porte les noms: numblicus, numble, nebelus, numblus, nombril (1404), puis: bodellus, boulet, bonde, boudine. Le mot latin pantex, pantices, signifie panse ou bas-ventre; il devient pancera, panceria, panziera, pancia, panzer, pransia, panza, panse (1382). Cinctus représente la ceinture; isofagus, la bosse du ventre, et himentum la masse; omentum est la graisse abdominale. Les hypochondres sont hypschondria ou subcartilagineum. Le flanc est latus, laterum (bonum latus: côté droit); encore quelquefois ilia. L'aine: inguen, inguina, ultra, interf. minuum (aussi périmé), donne les dérivés: enga, ongonne, entreigne. Au M.A. on trouve aussi elgon, lieu où naissent les couilles. Le nulis, pubes, puberale, s'appelle aussi pecten (peigne), d'où: pegnil (1411), penil. Les latins modernes lui donnèrent aussi les noms d'epision, epision, aqualiculus, busis. Au M.A. on trouve l'expression temple du ventre (1333), et en langage vulgaire on nomma plantarium, les poils au pubis. Le terme inguen désigne aussi bien la région inguinale que la région pubienne.

En roman, corada, corana, corailha, signifie aussi bien poitrine que ventre; maura, mague, la panse ou bedaine (d'où: mau et, ventru). En vieux français nous trouvons les vocables: ventres, ventrail, ventral, ventrel, ventroil, ventreil, vaintre; mirat del ventre, c'est le sommet, et mirac (Guy) la paroi abdominale. Du latin pantex dérivent: pance, panchre, panceil, pranse, panse; on dit: Montpansier pour ma panse; panceron, gros ventre, pancerotte, petite panse. On trouve aussi les mots: vasier, qui fabrique de la vase, rusha, botasse, brode, buela. enfin les termes d'origine commune, bedon, bedaine, bedondon, bedondaine, bondaine, boudine, boudie, boutine, bondaine; un homme ventru s'appelle aussi tripot (ou tripes).

La nembrilière (o raci), ou bouteillère, est la région ombilicale où s'attache le cordon, boicl; le nombril porte des noms multiples; en roman: embelic, emborill, embonilh, amberuil, amborilh, endonill, emborigol; en vieux français: embull, omble, omblil, umblil, umbrill, omblill, embolic, nonblil, nombrillet, numbriz, nemble, nembre, nimbre, lumblill, lombril, lumbril lomble, lonvie, lumvle, lombre, lumbre; enfin boitoire, bondon, bilboquet, bouceriz, bouvril, boteril, boucine, boutinette, bodine, boutrouye, botrout, burcilion, bourillon, bodote, vedille.

Les hypochondres deviennent ypocondris, ypocondres; les flancs, dans la région des côtes s'appellent costatz, custe, coste, costeit, cote, cotte, couste, Kostet, costé, cotté, coustë, costel, costal, cotal, ors. De latus dérivent : latg, lag, leg, les, leeg, leis, let, lez, lieis, lec ; pour la partie dite flanc : flancar, flanche, flanke, flancor, flanchet (1387) ; enfin au dessous viennent les iles, isles (Joub.) 1598), ilières, yllières, illicrs, illes, illes.

L'aine devient en roman : angonar, engonar ; en vieux français : anguon, anguenne, inguine, engue, egne, eiggne, enguenes, inguigne, aigre, henne, entraigne, entraingne, entreingne, entrague, angle, ainne, aingre, engre (Brun de L. B.), hyne, hynne (1549). Le poil du pubis s'appelle lippion.

*

La partie postérieure du tronc commence par le dos, νῶτος, νῶτον ; λοφία est la partie proche du cou ; μετάφρενον la région entre les deux épaules ; πάλαιειν la région scapulaire ou (au plur.) τὰ σκύταλα. On nomme ἀχνυστυ la partie comprise entre les épaules jusqu'aux lombes, de (ἀ privatif) et κναέω (gratter, parceque les animaux ne peuvent s'y gratter. συνωμια est le point le plus proche entre les omoplates ; enfin, la voûte du dos s'appelle χελώνειον, χελώνιον à cause de sa voussure en carapace de tortue. Entre le dos et les lombes, se trouve le μετάφρενον d'après Rufus.

En latin, le dos se dit dorsus (Plaut), dorsum (Hor. Pl), tergum (Cic), tergus (oris) (Veg), tergus (i) (Plaut) ; plus tard, antistomachus, dorsiculum, terculum, antisternon. La région interscapulaire : interscapilium (Apul), interscapuloe partes (C. Aur), metaphrenum (C. Aur) ; au M. A., la région scapulaire devient paloe, palfre, praleron.

En vieux français dérivent : dors, dossiel, dossel, dossiell, dossal, dons, douc, doxal, doxial, dours, doz, dos ; on dit la roye du dos ; on trouve aussi l'expression tergo ; mais la partie médiane est la cloie de l'eschine, eschinée ; eschinon est l'espace interscapulaire.

Plus bas se trouve la région lombaire, dite vulgairement reins ou lombes. C'est ὀσφύες (ὀσφῦς, ὀσφυα), formée par la masse des muscles lombaires ψόα ou νεφρομῆτα. (νεφρώδης, épithète qui concerne la région). En latin, lumbus, psoæ (C. Aur), renes (Grat.) ; en arabe alchatim ; ce sont les partes inanes corporis, epicolicolicæ regiones ; en moyen latin bragerium, renale. C'est le rieble, rible, rable vulgaire, le rachuel de l'espine ; on trouve les noms : rains, lorn, lomp, nomples, lombles, lumbles, lumblil, lumbril, lombril (double acception avec nombril).

Au-dessous se trouvent des protubérances charnues dites fesses, σφαιρώματα ou γλούτια (γλουτός), ou ἐφέδρανα, dont la région supérieure est ἐπιγλουτις, et la partie inférieure ὑπογλουτις. Le nom des fesses est encore πυγαι (πυγή) d'après Rufus; d'où le nom de Vénus Callipyge donné à la Vénus aux belles fesses. πυγαῖον représente le croupion, encore nommé κλόνις ou ὄρρος (extrémité du sacrum); le μελάνπυγος, est le mâle, viril, au derrière noir. En latin, les fesses, clunes (Mart), portent aussi le nom de pygae (Hor). mais la partie charnue est natis, nates (Mart); internativus (Fronto) est la partie située entre les fesses; plus tard sont venus les noms de fessa, scaphia, cluton. Le croupion, uropygium (Mart), orthopigium (Appul), devient ultérieurement cluniculus, cruppronus, groppa, cropa, corpa, crouppe, croupion, crepon, crespon, cropon, cruppin. Les fesses représentent toute la région, mais les nages, naches, naiges, nagges neiges, nasches, naiches, nascherelles, nateges, représentent exclusivement les parties charnues. nacheus, nachu, naschu, dit celui qui a de grosses fesses. L'entrefesson, entrefession, se nomme encore. fentes, fissa, et la fesse bragon.

Entre les fesses se trouve le derrière, fessier ou fauxbourg du cul, κύσσαρος, πρῶκτος, δακτύλος, ou siège ἕδρα, καθέδρα (Hipp), région de l'anus ἀρχός. Chez les Latins, c'est le podex (Hor. Juv), le posticum (Var) la postica pars (Pl), sedes (Pl); ensuite au M.A. cyssaros, dactylios, hedra, parostiera, prostiera, posteriora, posterieur. A côté des noms de der, derere derire, detres, detriés (signifiant en arrière), nous trouvons ceux de poitrace, poitron, proistron, poistrum, proctron, poitronnier dérivés de postérieur.

L'anus (Cic), culus (Cat.Mart), anulus (Cat), onicula (terme de mépris), culeos, donnent les dérivés: anucula, annucula, culo (1397). En termes obscènes, dans les mœurs pédérastiques, nous trouvons: vorax culus (Mart), fossa, la fosse, hortus (jardin) pour le derrière d'un enfant, caverna, la caverne. Ουσύπρωκτος, hirsiculus, hirticulus, hystriculus, est celui qui a du poil au cul. Plus tard, l'anus prend les noms de cyrcean, guttur posteriorus (1106), infernum (Med. Sal.), almackade (arab.). en vieux français: anel, annel, puis culada, cus, cu, cullier, culier, cuillère, culon, culage; culasse est un vieux cul, cuét, un jeune; culet, un petit; cul d'estourneaux, un maigre et décharné. Nous trouvons aussi: fendres, fundamen, d'où fondement, puis brenacier (qui donne du bran), brodier, broudier, braier, brode. Le pertuis ou trou fignon, s'appelle encore: vesniere, vezon (origine des vesses), aube. La face du grand Turc, représente toute la région.

La partie inférieure du tronc présente le périnée où sont les organes génitaux que nous étudierons à part. Le périnée περιναῖον, περίναιος, περινός, se nomme encore en termes anatomiques: ἀμφικλῆξ (Ruf), τράμις, ὄρρος, ταῦρος, ὑποταύριον; mais ὄρρος comme ὀρροπύγιον signifie aussi le raphé. κλιχάς (γλιχάδα) indique la partie entre les cuisses. et κληχάς, pour Hippocrate, est la région du corps terminée latéralement par les cuisses, par devant par les parties naturelles, et l'anus en arrière. Pour Rufus, la partie entre les cuisses s'appelle μεσομήρια; κτεΐν peut signifier périnée ou testicule.

C'est l'interfemineum des latins (aussi : parties naturelles fem.), ou taurus (Test.), perineon (C. Aur.), hypotaurium (Veg). La région forme une fourche, bifurcum (Pet.). Nous trouvons plus tard les expressions : orros, femen, perineod, alhagram (ar); la gressura, gressuram, est la partie totale entre les cuisses. En vieux français, l'entrecuisses ou entrejambes porte les noms de : aforcheure, enfourcheure, enforcheure, enforceure, enfourc, enforc, forcheure, fourcheure, furcheure, fourchure, fourche, forcadure, forcadura. Aussi : entrepet, braguier, braier.

*

* *

Le membre supérieur est maintenu au tronc par le moyen d'une armature osseuse composée de deux os et de masses charnues qui forment l'épaule.

L'omoplate ὠμοπλάτη, qui vient de ὤμος (épaule) et πλάτη (palle) (côte large), prend encore le nom de σκάφη, (palette), ou ἐπινώτιον (sur le dos); on dit aussi πλάται, pour les omoplates; l'épine de l'omoplate se nomme ῥάχις ὠμοπλατῶν. Elle présente une prolongation, l'acromion, ἀκρώμιον (extrémité de l'épaule) que les anciens, ayant probablement examiné des os en accroissement, prenaient pour un os à part; Eudème dit que c'est un petit os. On y remarque aussi sa cavité glénoïde, où s'insère l'os du bras, et que l'on nomme ὠμοκοτύλη (cotyle de l'épaule) ou ἐντυκως; aussi une apophyse en bec de corbeau κορακοειδής ἀπόφυσις ou ἀγκυροειδης. La clavicule κλεῖς (clef), κλειδόν (petite clef) soutient l'épaule, en s'appuyant contre le sternum où elle est unie par un cartilage appelé κατακλεις; certains auteurs, à faux, donnent aussi ce nom à l'acromion.

En latin, l'omoplate se désigne scapula, qui signifie aussi bien épaule et partie dorsale. Nous trouvons aussi les expressions scutula operta (Cels.), forme de bouclier, spathula ou spatula (Cels.), spathle (après), de spatule, latum os scapularum (Cels.), pala (C. Aur) pelle. C'est l'alchada des Arabes; au M. A.: omoplata, scapula, hume, scrapule (B. de Long. Proc.). L'épine est quelquefois désignée sous le nom de interscapulium, qui signifie aussi partie dorsale entre les épaules. L'acromion, latinisé devient acromium pour les modernes, de même la cavité est changée en omocotyle. L'apophyse coracoïde prend les noms successifs de rostrum corvi (bec de corbeau), ou apophysis sygmoïdes, ancyroïdes, coracoïdes,

anchoralis processus ; c'est l'alacaran des arabes ; le bec de corbin (M.A). La
clavicule est comparée à un joug, par les latins : jugulus (Cels.), jugulum (Cic) ; elle devient plus tard, catacleda, caviculla colli, clavicula,
furcula (fourche) ; c'est l'alleba des arabes ; les latins appellent (moderne-
ment) catacleis, l'union de la clavicule au sternum. En vieux français l'omoplate s'appelle : os épaulier, os spatulaire, blazon, palleron (A. Paré)
songnole, songnolle ; la clavicule : claves, clavette, furcula, fourcelle, forcelle (1609), et quelquefois cagnolle, caignolle, canole (aussi trachée), c'est-
à-dire l'os cagneux.

L'épaule ὦμος (palleron des animaux), et ὠμία (épaule, angle, côté), spécifient bien deux parties distinctes, ainsi que le terme σκύταλα
(les épaules) qui désigne la partie dorsale ; σκυτάλων est dans le dos.
ἀρθρός le nœud de l'épaule, la jointure, le début du bras ; ἔπωμις le
haut de l'épaule, vers la nuque ; ὑπωμίς (Gal) l'épaulette. παρασφαγίς désigne la partie du cou contiguë aux clavicules. L'aisselle porte les noms
de μάλη, μασχάλη, μαχαλίς, μαχάλη (creux).

En latin humerus signifie aussi bien épaule que l'os du bras, et
armus (la jointure), est surtout employé chez les animaux ; l'interscapu-
lum (C. Aur) est l'entre-deux des épaules. Ala signifie à la fois épaule
et aisselle, tandis que axilla (Cic), ascella (Hier) indiquent bien l'aisselle proprement dite. L'épaule devient ensuite, umerus, paula (1338),
ola (partie supérieure), espalla, spalla, scoptula, hume, espatla, espaule, espalle espaude, apaule ; espalus (large d'épaules), le sourcil ac-ty-
loïdien est la teste du palleron (Ch. Estienne) ; on appelle rougeau
roseau (1455), la partie pleine de l'épaule.

L'aisselle prend des noms divers : mascalis, ala, oxellum ; puis
vallis alarum, titillicum, vibrianum (à cause des poils) ; c'est l'alma
ubir des arabistes. Elle devient asalla, ascella, aicilla, assellia, axilla,
asiela, asserculus, assilla, aisseta, lasena, asseille (1370) ; aile, aissèle, as-
celle, asièle, asselle, essaille, axelle, esselle, aixelle. Le creux de l'aisselle
devient le gousset, d'où l'expression : sentir (le ou du) gousset, ou
battre de l'aile, ce que les grecs et les romains appelaient sentir
le bouc. Des aisselles foisseuses sont des aisselles bien creuses. Joubert
appelle titillie ou chatouilloir, la partie la plus sensible des aisselles.

Le squelette du bras se compose d'un seul os, l'humerus, qui,
en latin, comme en grec (ὦμος) signifie aussi tête de l'os ou l'épaule.
Galien nomme τραχηλῶδης la partie rugueuse de l'os ; Hippocrate donne
le nom de βραχίων à l'humerus ; mais généralement ce terme désigne
ou le bras, ou plus souvent l'avant-bras du coude au poignet ou ἀγκών

ἀκροχειρ, tandis que πρύμνος βραχιων (Hom.) est le bras proprement dit, ou ἐπικηχυ (au dessus du coude). Il y a souvent confusion entre bras et avant-bras, c-à-d au dessus ou au-dessous du coude, noms que certains auteurs inversent ; ainsi certains traduisent ὠλένη par haut du bras, tandis que c'est le haut du cubitus. Lorsqu'on veut désigner par bras, le membre entier, c'est avec l'idée de courbure intérieure, se formant pour l'embrassement, comme ἀγκάλη, ἀγκοστός ; ἀγκαλαι (les bras).

En Latin, le terme brachium (comme en grec) désigne surtout l'avant-bras, ce qui fait que dans les anatomies du M.A., nous voyons le bras porter le nom d'avant-bras et inversement. Lacertus (Virg) signifie partie supérieure du bras, par suite de la proéminence du muscle, qui pour Isidore (gloss.) prend le nom de surus. Chez les arabistes le bras se nomme alsesed. Au M.A., l'humerus devient : umerus, os humeri, adjutorii (arab.), adjutoire ; sa tête se nomme omos, teste de l'avant-bras (Ch. Estienne), et epomida (partie sup.) La partie antérieure du bras et de l'épaule se nomme promus, reno, tremum, branchia (1305). Ch. Estienne nomme coulisse, la gouttière bicipitale ; colonnette, l'épitrochlée ; folie ou noia d'arcbalestre, la trochlée ; arrest du petit fossile, l'épicondyle. En vieux français, le bras est quelquefois dit avant-bras, petit bras. Li adjutoires est ce qui est entre le coutre et le chief de l'espaule (Brun de Long-Borc). La ceignée est la partie du bras où se pratique la phlébotomie. Pestel est le pilon ou haut du bras ; le moignon, ou même le bras jusqu'au coude se dit : mahurle, mahutre, mahustre, mahinestre, mahoistre ; le muscle du bras se nomme jambe du poux ; enfin nous trouvons les noms : braquel, braceul, bracul, brachuel, brasuel, bratz, signifiant tout le membre.

Le coude, ἀγκών, ἀγκοίνη, a un nom bien caractéristique. Le pli du coude ἀγκύλη (aussi : ankylose), est encore nommé syncampe, συγκαμπη (Hip.) ; l'extrémité du coude est ἀκρωλένιον. En Latin (comme en grec : πῆχυς), le coude prend le nom principal comme l'os de l'avant-bras, cubitus, on lui donne aussi le nom de geniculus (petit genou), d'où genu (1319) ; plus tard comme dérivés : cubitum, cutellus, codex (1395) ; le pli devient plica, puis pliure du coude, fléchisseure du bras. Nous dérivons : coide, coyde, coute, code, colte, cutes, couste, coulte, coulde. L'aguete du coude (Mondeville) est la partie aiguë.

L'avant-bras, ἀκροχειρ, acrochiron, ou αγοστυς (du coude aux doigts avec le creux de la main), prend aussi le nom de πῆχυς (cubitus, coude) : c'est l'ulna ou agostus des latins, le soucoude du vieux français.

L'os cubitus, πῆχυς, pechys, aussi ὠλένη, présente à sa partie supérieure, une prolongation qui forme la protubérance du coude κορώνη (crochet), ou mieux la tête ou la pointe du coude ὠλέκρανον, ἀγκών (Hip.), qui va se loger dans une cavité oblongue de l'humérus, appelée βαθ-μώδης par Hippocrate, et βάθμος par Galien ; le bec du cubitus (dit couronne par Gal.), va se loger en avant dans une cavité semblable plus petite ; ces deux cavités portent encore le nom commun de βαθμίδες. Le cubitus en latin, s'appelle aussi ulna ; en arabe : alhasad, alsahad, ascid. Les latins modernes, ont décrit son apophy-se styloïde (connue de Galien) sous les noms : processus graphioïdes (ou forme de plume à écrire), p. belenoïdes (stylet), stylocides ; l'olécrâ-ne devient : olecranon, ancon, addimentum ncatum, additement de l'os (Mondeville), bec ou nez du coude. Les anatomistes arabistes et du M.A., ont appelé les deux os de l'avant-bras, et les deux os de la jambe, fusilia, ficili, fusiles, fociles, fossiles, dont l'origine étymologique est inconnue. Il est probable que cela vient de focillo (faire des fomenta-tions, comme lieu d'élection de cette médication) ou de focilo (faire chauffer), car ce sont les parties les mieux exposées lorsqu'on se tient devant le foyer. Les fusilia brachorum, sont le focile majus (cubitus) et le focile minus (radius).

Le carpe, καρπός, présente une partie périphérique, bracelet περι-κάρπιον, qui devient chez les latins du M.A. carpon, carpos, carpo ; en arabe albatagim, en arabiste rascetta ; en vieux français : rascette, ra-chette, rasquette (Mond. Lanf.), rassette (1561).

Le radius ou παραπήχυον (à côté du pechys), prend le nom caracté-ristique de cercis, κερκίς, à cause de son mouvement de rotation. Ra-dius en latin signifie petite baguette, au M.A. c'est le rayon.

Les os du carpe étaient mal connus des anciens qui ne s'accor-daient pas sur leur nombre. Ch. Estienne donne 8 os au carpe, dont 3 pour une première rangée appelée rasselle ou bracelet, 4 pour une se-conde rangée appelée gantelet, et un os supplémentaire. C'est Lyserus qui leur donna les noms suivants ; au 1er rang : le scaphoïde ou navi-culaire, le lunaire, le cunéiforme, le pisiforme ou lenticulaire (os allongé ou flottant de Galien.), au 2e rang : le trapèze, le trapézoïde, le grand os, le crochu ou unciforme.

L'ensemble de la main et des doigts, porte le nom de ἀκρόχειρον, et pour Rufus χεῖρες signifie bras en général. La main est χείρ ; χεῖρης, χειρῶν, χειροι, χειρας, les mains ; χειροῖν les deux mains ; en latin manus. La main droite : δεξιά, dextera ; la main gauche : ἀριστερά, σκαιά, λαιά, εὐώ-νυμος, sinistra, læva. La main droite était aussi appelée pullaria parce qu'elle servait à la masturbation ; la main gauche est la fole ou folle main, ou main pote (gourde). En vieux français, la main se dit : mas, man, ma, mein, main. Lorsqu'elle est fermée on lui donne le nom de poing, γρόνϑος, πυγμή, pugnus, pugnium, qui devient punh, poinh, pohn. Le poignet, partie à la fois sur le carpe et le métacarpe se nomme : pogath, restrainte (1638) ; poigne, poinet, poince, ponce, puing, puigne, poignant, puing. Au M.A la main se nomme aussi chira ; Kef en arabe.

Le métacarpe, μετακάρπιον (metacarpium, post-brachiale), se dit aussi ταρσός (Rufus) ; la prima palmæ pars, avec ses cinq os, forme un peigne, d'où le nom de pecten (κτεὶς), le pecten alchef ou alchef pectinis des arabistes, qui fait en vieux français peigne ou piegre, d'où sont dérivés les termes du poignet. Ch. Estienne le nomme sougbrasselet.

Hippocrate appelait thenar, θέναρ toute la région palmaire, tandis que pour Rufus c'est la partie charnue du pouce à l'index. La paume prend les noms de κατάμη, στῆθος, palma, palmus, paumula ; et plus tard : planta manus, pelma, palme, pame, paleta, paulme, paumelle, paumeton, paumetton, pasme, pausme.
Le plat de la main se nomme ἀγοστός, πλατὺς χείρ, et l'extrémité πρυμνόν θέναρος. Le creux de la main ὦγες (Hesychius), fait en latin vola, concavus manus (Sen), puis plus tard : thenara, mediatas palmæ, ir, hir. Le dos de la main (1361) est le tergum manus. Enfin l'éminence charnue s'appelle subvola, hypothenar. En vieux français, le creux de la main devient : clotz de las mas, clae de la main, cloye, cloie (aussi le revers), le noble de la main, volé, recepte (pour recevoir).

Les doigts δάκτυλοι (δάκτυλος) deviennent en latin, digiti, dactyli, digituli (petits) ; puis digtum (M.A), dei, doid, doie, doy, doye, dol, diez, det, doit. Ils sont composés en phalanges φάλαγγες (à cause de leur succession ordonnée), ou σκυταλίδες (palettes, petits bâtons) ; φάλαγξ représente aussi l'articulation ; il y a à chaque doigt (sauf au pouce) trois os qui portent successivement les noms de προκόνδυλοι, κόνδυλοι, μετακόνδυλοι ; les bouts des doigts s'appellent χειραγρα, les extrémités κορυφαὶ (sommets) ou ῥάγες (pépins de raisin). En latin les articulations et les phalanges prennent le nom commun de condyli, d'où : procondyli, condyli, metacondyli ; articuli (Tact) ; au M.A : phalax, scytalides, interdigitium, interdigitia, interdita, digitorum internodia, nodi, condylos, nœuds, acies (Guy). Math. Sylvaticus appelle albarangi digitorum, l'extrémité des os métacarpiens. Les extrémités des doigts deviennent : rhages, pupula, ventre du doig (Mond), pulpe. En Poitou, la phalange se nommait oince.

Chaque doigt porte un nom particulier :

1° Le pouce : ἀντίχειρ, μέγαν (Hipp), ou l'opposé à la main, le grand en importance ; pollex (Cic) ; puis : antichir, promanus, magnus, magnum, pollaris digitus, uncia, progada, progadus, polgada, polgata, polga, polce, polzer, pol, pooce, posse (1377), pouce, pauzer, poze, pous, poutz, pousse, poussier, peuchier, prochier, polcier, poulcier, poucier, pucer, pogier, pourchier, pouze, poche, prauch, poles, poulx.

2° L'index : λιχανός, digitus index (indicateur), secundus, celui qui sert au salut, digitus salutaris (Sen. Cap.), salutatorius digitus, par corruption salutaris. C'est aussi le : numerans, dicticus, demonstrativus (C. Aur), demonstratorius (Isid), qui devient, demonstreus, indiciaire, indyciaire doigt indice.

3° Le doigt médian : μέσος, digitus medius, medianus ; appelé aussi doigt médicinal, digitus medicus (Pl), dig. medicinalis (Macr.) parceque les médecins s'en servaient pour étendre leurs onguents sur les points malades. Les latins l'appelaient encore infamis digitus, comme servant à la masturbation féminine. Le M.A dit : doigt mytantier (1638), long doigt.

4° L'annulaire : παράμεσος, paramesus, paramese (Appul), annularis (portant l'anneau), iatrus (Plin) lui aussi étend les pommades ; en v. fr. annuler, anulier, annulier.

5° Le petit doigt : δακτυλίδιον, μικρός, minimus digitus (Pl), digitulus auricularis (cure-oreille), otites, gustator digitus (pour goûter les sauces), auriculier, oreilleur, orilleur (Mondeville).

Le membre inférieur a pour base d'appui une ceinture osseuse, formée en arrière par le sacrum ὀστέον ἱερόν, ou πλατύ, ou ὑποσφόνδυλον (sous-vertèbre), dont l'extrémité inférieure se nomme οὐραῖον et se continue par le coccyx κόκκυξ, formé de 3 os pour les grecs : σπονδύλιον, ὄρρον, οὐροπύγιον. En latin : spina sacra (Suet), os sacrum (C. Aur), dont l'extrémité s'appelle orros, cuculus, coccyx, cauda (LM) et rumica (M.A). D'après Deventer : ossa sedentaria, avec son apophyse acumen ossis sacri. Les Arabistes nomment le sacrum : alagiagi, albagiagi, alcheu, alhagiagi, alhavis, et le coccyx, alphasos, alisos ; Guy de Chauliac le nomme os coccigis et os caudae.

De chaque côté sont les os iliaques, os des îles : ἰσχύα (Gal) (ἰσχύς) qui sont pour Homère et autres les parties au-dessous ou les lombes, on les appelle encore λαγόνων ὀστᾶ, os des flancs : ἰσχίον signifie aussi bien hanche que l'os, lequel se nomme encore ἴλιον ὀστέων ou ὑποζώπιον. Pour Hippocrate ἰσχίον représente tantôt toute l'articulation coxo-fémorale, tantôt la région de la tête fémorale, et il emploie quelquefois βουβών dans la partie antérieure de cette région. Galien nomme κοχώνη l'articulation ischio-sacrée ou son voisinage; γονόχρον représente la hanche ou les reins. On appelle κοτυλοειδής, la cavité cotyloïde de l'ilium.

L'os de la hanche, s'appelle en latin comme celle-ci, coxa, mais on ajoute le plus souvent le mot os; os coxarum (?li), coxendis os (Pl), os coccendicis, coccendix. C'est encore l'ischion, ou l'ilium qui représente tantôt l'os, tantôt la crête, tantôt la fosse iliaque. La cavité articulaire, porte le nom d'acetabulum (cotyla, cotula (I.M)), son rebord ou sourcil, supercilium acetabuli; ala (Plin) est la partie où s'emboîte l'os. Nous trouvons plus tard pour l'os, les noms de coxale os (au plur: ossa innomata), ischias, acumina, piscis (ar.), os ischii, alchatim (ar); pour la cavité ceux de: cotyle de la cuisse, emboîture, vertelle (1530), boette (Ch. Est.);. Ischion ou os du flanc ou flanchet.

En avant, l'os pubis (parties des os iliaques symétriques et symphysées) ήβης ὀστέον, pubis os, ossium pubis, qui forme une arcade ou porte nommée thyrocides par les modernes. Au M.A. il porte les noms: os pectinis, os bertrand, bertieran, et forme les barus, os barré, os barrier, os du peigne, du pegnil.

Toute la partie charnue latérale, s'appelle hanche ισχιον, coxa, coxendis, qui devient cossia, coscia, cossa, coxia (quelquefois cuisse). Avicenne l'appelle anca, d'où hancha (1275), enchia (1313), ancke (vieil allemand); Brun de Long Bore l'appelle scie; on trouve encore le terme brode. Le mot pelvis (bassin) pour la ceinture osseuse, est d'origine récente.

L'os de la cuisse, μηρῶ, se nomme comme la cuisse en général, en ajoutant ostion, soit κωλη, soit μηρια. Le grand trochanter se nomme τροχαντήρα μέγαν, ou γλουτος (fesse). Le haut de la cuisse se désigne sous les noms de μηρός, μηρόν; le derrière de la cuisse sous celui de ὀπισθοκόμης, les parties intérieures: παραμήρια; le pli des cuisses: πλιχάδες. En latin, femur représente aussi l'os et la cuisse, surtout le dehors, tandis que femen représente la partie interne. L'os est encore désigné: crus (aussi le membre inférieur ou entier), anchae os, agis, latum os, rigil (ar.), os femoral, os feminal (Ch. Est.). Crura signifie cuisse ou jambe. Les trochanters se nomment: trochantera, tuberculi, tharica (ar.); le grand s'appelle aussi, comme fesse de l'os, gluton, natem, rotator natis, malum granatum, testiculorium; le petit: rotator minor, trochanter minor; les condyles inférieurs sont les neus (Ch. Est.). les modernes ont donné le nom de vertebrum, à la tête du fémur.

La cuisse prend successivement les noms de: coscia, cucissa, cuissia, cusse, couisse (1415) quoisse, coysse, quese, quisse; cuisseus, c'est la partie des cuisses;

grossum cruris (1351), le gros de la cuisse ; muscle, la partie charnue ; celui qui a de grandes cuisses, est cruratus. Au M.A., le vulgaire désigne les cuisses et les jambes sous les noms de : timons, trumeaulx, truncaux.

Le genou : γόνυ, γόνατος, γουνατος, γουνός, γουνι, genus, genu, genum junctura (ov) (jointure des genoux), fait successivement : geniculum, genuculum, ginochium, ginocchio, ginolhi, genolh, genolhos, ginolhos, genoille, genoil, genoill, genouil, genoullon, genoithon, jumelin.

On nomme ἐπιγουνίδες, les muscles voisins du genou, et ἐπιγουνις la partie de la cuisse au-dessus du genou, terme qui désigne la rotule, encore mieux nommée ἐπιγονατις (couvercle du genou) ; la rotule est aussi désignée : λυλον, μύλα (pierre de meule), ἐπιμυλις (Hip.), μυλακρις, κόγχος (conque). Moschion la nomme κανκαλοιεδές, comme ressemblant à la fleur de caucalis. C'est la patella des latins, supergenualis ; l'abrasafe, arrefatie ou rasca des arabistes. Au M.A, on lui donne les noms de : mola, rotula, myle, epigonatis, epigonis, os cruris, gony, genuinum, os genu, os scutiforme, os cartilaginosum, os disciforme, oculus genu. En vieux français : promellus (1412), promel, pommrel (1463), rodela, roiell, roielle, rouelle, roelle, palette et meule.

En arrière se trouve le creux poplité : ἀγκύλη κονλιτης, ou jarret, pli du genou ; κωληψ, ἰγνυα, ἰγνυή, ἰγνύς ; poples (Ac.) ; ancala, ancales (C. Aur) tirés du grec avec : ancyl, ancylas, anchylas. De poples dérivent : plois, ploy, ploich, polex ; puis vient le plet du genoill. Enfin nous trouvons : gareg, geret, garete, garette, charais, gierais, jarez, ghieret, gerret ; puis musteau, mustiau.

Un os de la jambe s'appelle ὀστός en général, mais chacun des deux os a un nom propre. Pour le tibia : κνήμη (lieu où l'on se gratte), encore προκνήμιον, ἀντικνήμιον : on nomme περικνήμια les parties qui entourent le tibia ; διάφυσις, ἐξοχή νευροχονδρῶδες les crêtes cartilagineuses des cavités glénoïdes du tibia : μέσον la malléole interne, aussi σφυρόν ou cheville du pied (σφύρα, plur.) ; certains auteurs donnent aux malléoles, la mauvaise désignation de ἀστράγαλοι, car πέρας est le terme général. Le péroné : περόνη (nom donné glqfs au radius, par comparaison), s'appelle aussi παρακνήμιον, ou πλανγιστερον (nom donné glqfs à la rotule).

En latin, tibia (flûte : car on faisait des flûtes avec des tibias d'animaux), s'appelle aussi cneme ; c'est le cus des arabistes. Son épine antérieure fut nommée anticnemion, anterior tuber ; sa partie antérieure, peu couverte de chair, crea (plus tard, crea). Le tibia prit ultérieurement les noms de : focile majus (faucile : Rabelais), arunda major, canna major, canna tibiae, canna domestica cruris. La malléole interne se nomme : talus, clavicula, cavilla interior, cavilla domestica. En vieux français le tibia s'appelle, sousgreve, la

grève étant la partie antérieure nue de la jambe; en wallon c'est le mustai. Le
péroné, sura (Cels.), devient ensuite : perona, fibula, focile minus, oriundo minor,
canna minor cruris, radius (par comparaison), petit focile, esperon. Le terme
malléolus est moderne.

La jambe, σκέλος, ou κνήμη (du genou à la cheville, ou mollet), présente
en avant le μεσοκνήμιον (milieu), et en arrière, le mollet κνημὸς σκέλος (Hom.),
ou μύων (gras musclé), γαστροκνήμια (ventre de la jambe); le tendon d'Achille
se nomme πλατὺ νεῦρον (nerf plat). En latin la jambe est crus, ou longa
internodia (Calpurn.); perna (Fest.) représente la jambe avec la cuisse; de même Fes-
tus appelle une petite jambe, crusculum, croscotillum; le mollet se nomme sura (Pl.). Le terme gamba (Veg.) représente le jarret des animaux, de là sont
dérivés : gemba, gambe, jambe. Au M.A. on nomme la jambe: scelos, et
le mollet : gastrocnémion, pulpa. Nous trouvons les dérivés : camba, cambe,
chaimbe, chambe, engambe, jame; le cambarut est celui qui a de longues
jambes; puis: garra, cruxe, grefve. Le mollet est le rabe (1455), grummel,
polpe, poulpier, assure, bolet de la jambe. Le gras de la jambe est: truunel,
truuncil, mustel, mutel, mustiel, mutiau, mutiau, mustiaulx. Le solaire
de la jambe est le muscle; la jambe s'appelle aussi guillette.

Le pied, en général, πούς (ποδός), pes; pediculus, pediclus (petit pied); puis:
pié, pee, piet, piechon, piechonnet; présente un squelette complexe composé
de plusieurs os, πολυοστεος, πολυόστεον. Une partie forme le tarse, ταρσός
(clair : face sup.), comprenant : le calcanéum : σφύρα ou πτέρναν, πτέρνα
(talon); l'astragale ἀστράγαλος (dé) ou βαλλιστεος, dont la face articulaire
ou supérieure porte le nom de τέτρωρος; le cuboïde, κυβοειδές ὀστέον ou
πολύμορφον (polymorphe); le scaphoïde, σκαφοειδὲς ὀστέον, les trois petits
os cunéiformes, près du calcanéum, se nomment χαλχοειδῆ, ou encore
les os les os cubiformes κυβοειδές ὀς οῦν.

Le métatarse se nomme πεδίον (champ du pied, στήβος, μεταπέδιον.
Pour les orteils, les expressions sont les mêmes que pour les doigts. Les articulations des pieds se nomment γυία ποδῶν.

En latin, le calcanéum et le talon portent le nom commun, calcaneum, calx, os calcis (Cels); calcaneus (Isid), calcar pedis, pterna os; en arabe
alchahab; l'astragale (osselet) se nomme : astragalus, os ballistæ, ballis-
teos, et fait plus tard nerdios, quatrio, megregrossus; en arabe: alchahab,
chahab. le cuboïde : cyboides grandinosum os, grandinosum varium, tessa-
ra, multiforme, cubiforme, cubicum, quadratum, le scaphoïde : pedis navi-
cula (Const. Af.), os naviculata, naviforme, scaphoeides. enfin les trois cunéiformes : chalchocidia ossa, ossicula calcoiedea, les trois os innominés du tarse (A. Paré).

Le métatarse est : solium, pectus, praecordium, pectusculum

La cheville du pied, πτέρα, σφυρον, κώλην (au plur : ἀρθρα ποδοιν), se nomme encore πέζα (Hip.), bien que pour Pollux ce soit la partie au-dessous des malléoles. La partie au-dessus de la cheville est ἐπισφύσιος, ἐπισφύρος. En latin la cheville est epigrus (Ser. Isid), talaria (Ser), talus (Or) ; et le devient plus tard, cavilla pedum, caviculæ pedum, cavilia, caviglia, cadigla, clavicula ; alchab (ar.). Au M.A. c'est : chevillette, fallon, feillon, fellon, fillon, filon, felon, grille (Courtois), marteletz.

Le talon, πτερνα, calx, calcaneum, talus (Pl), fait au M.A : talo, tallonus, tallone, taxillus (petit t.), calcain, Kaukain, rédondale (1352). Le dessus du pied ou dos, ὄρος, oros, pedion, se désigne sous les pseudonymes du métatarse : pecten, racha (ar), rasteta, rascia, rassette ; c'est aussi quelquefois le cou-de-pied, coul de pied, coudepied, menuise, menuisse, pance du pied. Enfin la plante, sole ou creux du pied : ἴχνος, πέλμα, τέλμα, πέζα, ποχον, planum, puripisma (milieu), planities, planta, tarsus, vestigium (poët) ; achmas (ar.) ; pelma, telma. plus tard nous trouvons : plancus, subtel (Prisc) le creux, planta, Madame des plantes, sole, sola, solle (1431). προστηθυς représente les concavités charnues des pieds et des mains.

L'orteil, δακτυλος, digitus, fait au M.A : pedica, predicus, pedalis, ortilus, ortilli (1275), ortilz, ortoille, ortel, ortaus, artoil, artey, artellz, artelh, arteilh, artols, articux, artoz, artaulx, articil, attreil, ors. Le gros orteil, pollex, allea, allus, hallus (Fest) se nomme deance, en vieux français. Les arabes appellent, albadara, albadaram, les os sésamoïdes du tendon du gros orteil.

Nous avons terminé la partie la plus monotone (mais nécessaire) de notre programme. Dans l'anatomie des viscères, nous envisagerons en même temps, les variétés des idées physiologiques et fonctionnelles, émises aux diverses époques.

Rouen : février 1921

Dr. H. Grasset

Prochain fascicule : Les organes gé[...] La génération. La Prostitution.

www.ingramcontent.com/pod-product-compliance
Ingram Content Group UK Ltd.
Pitfield, Milton Keynes, MK11 3LW, UK
UKHW022123170726
13837UKWH00003B/1321